1日1分

「首わしづかみ」で脳脊髄液を流しなさい

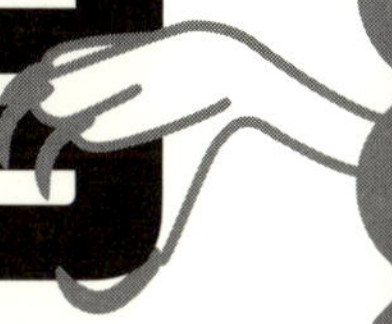

医療法人ていーだ
宮城歯科クリニック院長
宮《みや》城《ぎ》旺《まさ》照《てる》

光文社

はじめに

「助けてください。まーてる先生！」

東京から沖縄にある宮城歯科クリニックまで、わざわざ飛行機に乗って受診された患者さんの第一声でした（ちなみに私は、患者さんからは、親しみを込めて〝まーてる先生〟と呼んでいただいております）。

「どうされたのですか？」

「この4年間、どこの病院に行ってもめまいと頭痛が治らないのです。仕事も手につかない状態です。高名な大学病院、そして、ほかのめまいで有名な病院の脳神経外科や耳鼻科にも行きましたが、どの病院でも『原因不明です』『脳に異常はありません』と、言われ続けました。そこで、藁《わら》にもすがる思いでここに来ました」

「そうですか……。

驚かれると思いますが、よく聞いてください。実は、『異常なし！』と言われた脳神経外科や耳鼻科の先生方は正解なんです。間違ってはいません」

こうお伝えすると、みなさん、やや困惑したような表情をなさいます。

そんなみなさんに、私は次のようなたとえ話で、その理由を説明させていただきます。

「私が車を運転していたところ、いきなり車がストップしてしまいました。どうやっても車は動きません。そうしたら、運よく目の前に自動車修理工場があったので、ラッキー！　と思い、整備士の方にお願いして車を見てもらいました。

よかったー！　と、安堵《あんど》する私。

ところが、車の検査をしてもらった後、整備士の方が私にこう言いました。

『車に異常はないです』

『えー！　そんな！』

もちろん、私は、困るわけですね。〝異常はない〟と言われて、途方に暮れます。

しかし、この整備士さんは正解なのです。なぜなら、整備士さんは車の専門家であって、オイルとガソリンの専門家ではないからです。

車が動かなくなったのは、パイプに目詰まりが起こり、オイルとガソリンが流れなくなっていたからです。そして、整備士さんは、てっきりオイルとガソリンはしっかり流れて、循環していると思い込んでいたのです。

車そのものには問題がなくても、オイルとガソリンが流れていなければ、車が動くはずはありません。

話を戻すと、脳神経外科や耳鼻科の先生方は、頭痛やめまいの検査として、ＣＴやＭＲＩで撮影します。ここが重要なポイントで、ＣＴ画像や、ＭＲＩ画像で脳梗塞《のうこうそく》などの脳の器質的変化はわかりますが、脳の中を流れている血液や脳脊髄液《のうせきずいえき》、そして耳の三半規管の中を流れているリンパ液の流れはわからないのです。

つまり、先ほどの車の話でいうと、オイルとガソリンに相当するのが、血液と脳脊髄液なのです。

私の知る限り、現在の日本の病院では、脳脊髄液や脳の血液の循環、三半規管のリンパ液の循環を簡単に診断できる医療機器が存在しません。

つまり、脳神経外科の先生は間違いなく脳の専門家ではありますが、脳の血液循環、脳脊髄液の循環の専門家ではないのです。また、耳鼻科の先生も耳の専門家ではありますが、耳の中の三半規管の中を流れているリンパ液の循環の専門家ではないのです。

ですから、あなたの頭痛やめまいの原因が、脳の中の血流や脳脊髄液、そして耳の三半規管のリンパ液の循環障害にあるとは診断がつかないわけです。

そして、その循環障害がなぜ起こったかというと……。

まず、歯の噛み合わせの不具合が、夜間の食いしばりを引き起こし、顎関節症《がくかんせつしょう》を招きます。これがさらに就寝中の頭の反《そ》り返りを招き、頸椎症《けいついしょう》となった結果、脳や耳の内部の血液や脳脊髄液の循環障害が起こってしまったのです。

30〜40年前の歯の噛み合わせの不具合から顎関節症、頸椎症となり、それが頭痛、めまいを引き起こしていた、というわけです。

そのままの状態が今後も続くと、今度は脳梗塞か、認知症に向かいやすくなりますよ」


以上のような内容を、宮城歯科クリニックにいらっしゃる患者さん全員にお話しします。


「原因不明」

「異常なし」


これらの言葉をいただいてきた患者さんの多くが、血液や脳脊髄液の循環障害なのです。そして、その循環障害を招いた根本の原因は、30〜40年前に始まった夜の歯の噛み合わせの不具合にあったのです。

よもや、歯の噛み合わせが原因不明の病気の〝原因の原因の原因〟とは思いもよりません。

　こういった患者さんには、原因を知るだけで涙を流す方やご家族のみなさんがいらっしゃいます。その方々を目の当《ま》たりにするたびに、「全国の困っている患者さんを救いたい」と強く思い、その思いでこの本を書かせていただきました。

「首わしづかみ」で、この本を手にとってくださったみなさんが、少しでも健やかになるお手伝いができれば本望です。

まーてる先生こと　宮城旺照

第1章

「歯の食いしばり」が認知症を招く

第2章 認知症は「夜」につくられる

第3章 認知症にならない「夜」の習慣

第4章 認知症にならない食生活

「首わしづかみ」で健康を取り戻しました！

第5章

5つの原則で100歳までボケずに健康！

第1章

「歯の食いしばり」が認知症を招く

自覚できない
就寝中の歯の食いしばり

「『歯の食いしばり』が認知症を招く」というと、「おや？」と思う方も多いでしょう。

確かに認知症は、脳の病気なので、歯とは何の関係もなさそうです。

しかし、私は歯の食いしばりこそが認知症の大きな原因の1つであり、歯の食いしばりを改善することで、認知症の予防にもつながるのではないかと考えています。

この本でいう「歯の食いしばり」とは、就寝中に無意識に行っている食いしばりのことを指します。

私たちの多くは、就寝中、起きているときの2〜3倍という強い力で歯を食いしばっています。このとき嚙み合わせに問題があると、あごにかなりの負担がかかり、あごを動かすと痛みが出る、音が鳴る、口が開きにくいといった症状を引き起こします。これを「顎関節症」といいます。

あごの筋肉は肩や首にもつながっているので、顎関節症があると肩や首が凝りやすくなります。つまり、基本的に「首凝り＝顎関節症による筋肉の凝り」であると私は考えています。

さらに、奥歯がない、奥歯の噛み合わせが悪いという人は、前歯で強く食いしばるようになります。前歯で噛むと、わずかですが、頭が後ろに反り返ってしまいます。

この姿勢での就寝が長年続くと、あごや首の筋肉の緊張が続き、首が凝ってしまいますし、頭が反り返って寝るようになります。たとえ歯が全てなくなったとしても頭の反り返り癖は治りません。

では、なぜ首の凝りが、認知症と関係しているのでしょうか。

詳しくは第2章で説明しますが、首の凝りによって、首を通っている「内頸静脈《ないけいい》」という太い血管が圧迫され、脳からの血液が戻りにくくなります。それだけでなく、さらに「脳脊髄液」の循環も悪くなると考えます。

脳脊髄液とは、脳の中にある「脳室」という場所で作られている無色透明な液体のことで、一説によると1日に500㎖もの脳脊髄液が作られるそうです。脳脊髄液は脳内をゆっくりと循環し、最後は静脈と脊髄の中を通って吸収されていきます。**脳脊髄液は、私たちの脳を守るほか、睡眠中に脳細胞が排出する老廃物を回収するという重要な役割を担っています。**

首の筋肉（主に胸鎖乳突筋）が凝っていると、先に説明したとおり、脳脊髄液の循環が滞り、脳の老廃物がスムーズに排出されなくなります。すると脳の機能が低下し、認知症につながっていくと考えられるのです。

ポイント

就寝中の食いしばりが、首や肩の凝りを引き起こしている。
肩や首の凝りは、血液や脳脊髄液の循環を悪くする。

内頸静脈と胸鎖乳突筋

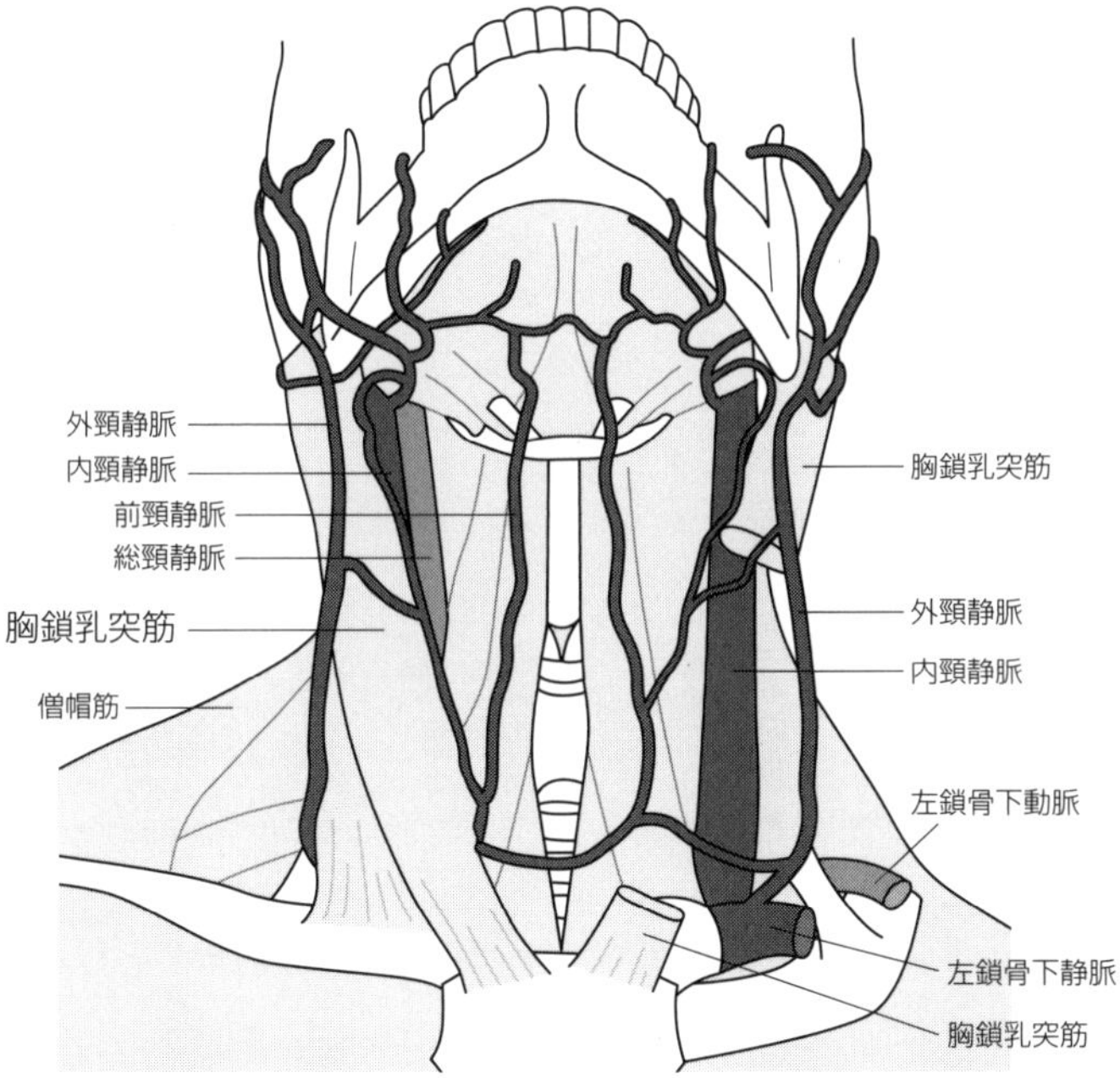
外頸静脈
内頸静脈
前頸静脈
総頸静脈
胸鎖乳突筋
僧帽筋
胸鎖乳突筋
外頸静脈
内頸静脈
左鎖骨下動脈
左鎖骨下静脈
胸鎖乳突筋

認知症のリスクを高める「隠れ顎関節症」

多くの人は、歯の食いしばりに対して自覚がありません。

歯の食いしばりは、睡眠中でも「ノンレム睡眠」と呼ばれる、深い眠りの最中に起こります。ですから、気づきようがないのです。

私はこれまで2万人を超える患者さんを診察してきました。その経験からいうと、**顎関節症の症状は現れていないまでも、「隠れ顎関節症」の人が非常に多いという印象です。**

隠れ顎関節症かどうかを瞬時に判断するセルフチェックがあります。次ページの写真のように、耳たぶの裏側（あごの付け根）に指を当て、上に向かって強く押し上げてみてください。

あなたは大丈夫!?
「隠れ顎関節症」セルフチェック

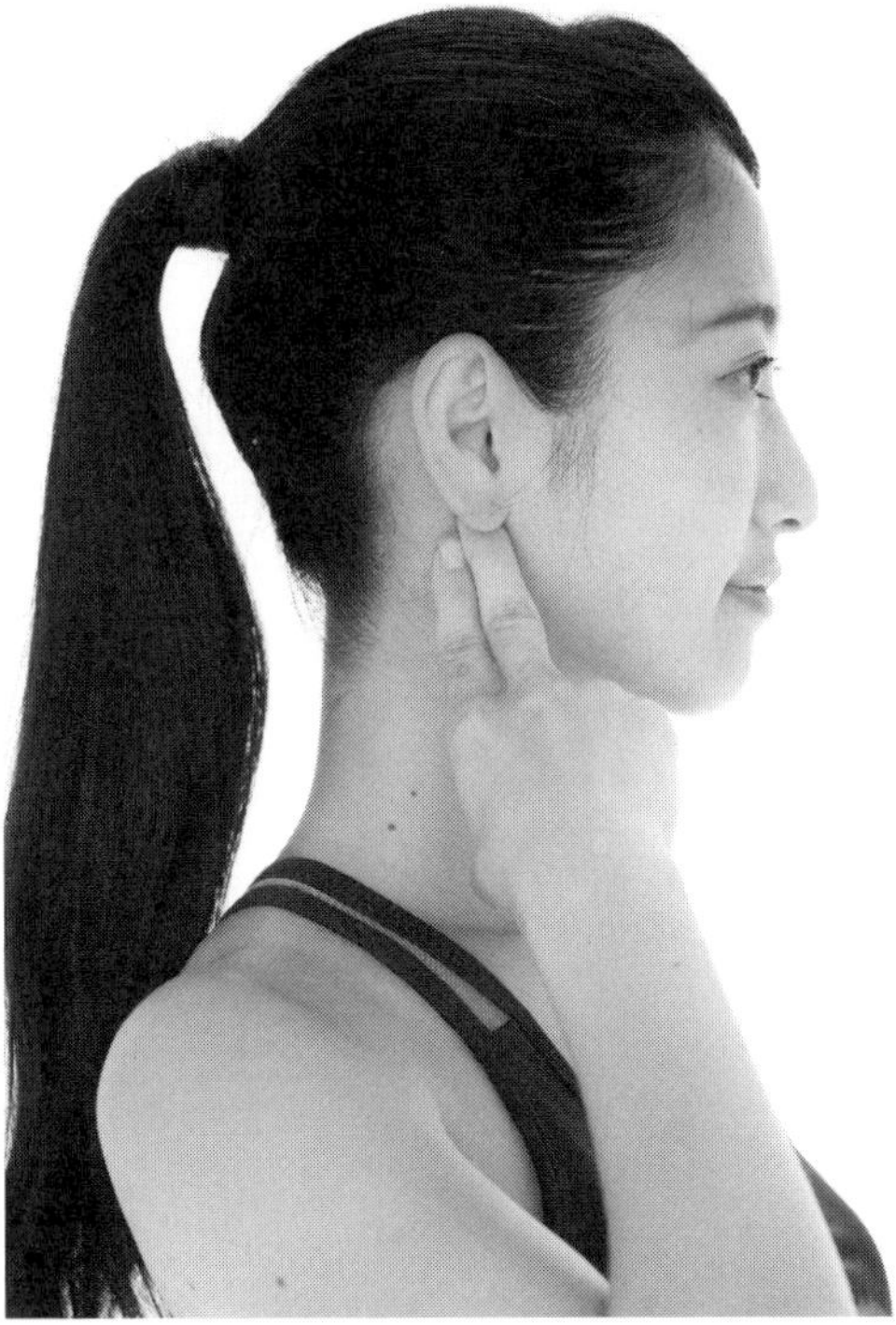

耳たぶの裏側（あごの付け根）のくぼみに人差し指と中指を当て、上に強く押し上げます。痛みや違和感がある場合は「隠れ顎関節症」の可能性があります。

このとき痛みや違和感がある人は、隠れ顎関節症といってよいでしょう。

睡眠中の食いしばりや頭の反り返りが原因で、首の筋肉が凝っています。首の筋肉が凝っていない人は、耳たぶの裏側を強く押しても痛みを感じることはありません。

また、26ページの項目をチェックしてみてください。

あてはまる数が多いほど、隠れ顎関節症や、隠れ顎関節症による認知症のリスクが高まっていると考えられます。

顎関節症は、あごの関節をほぐすとラクになりますが、基本的には歯医者さんで診てもらいましょう。

自分でケアする場合は、あごの周りの筋肉をほぐして、関節をほぐす。これだけでもかなりラクになることがあります。

ポイント

耳たぶの裏側を押して痛みがあれば、「隠れ顎関節症」の疑いあり。

あてはまるものがありますか?
「隠れ顎関節症」チェック

- □ あごの関節部分を指で押すと痛みがある
- □ 口が開けづらい
- □ 朝起きたら、あごが痛い
- □ 上の犬歯が削れている
- □ 下の前歯が削れている
- □ 首が凝っている
- □ 首がスムーズに回らない
- □ 猫背だ
- □ 夜間に3回以上トイレに起きる
- □ 料理中、冷蔵庫の前に来て、何を取り出そうとしたのか思い出せない
- □ めまい・ふらつきがある
- □ いびきをかく
- □ 口を開けると音が鳴る
- □ 歯茎の骨に異常に太くなっている部位がある(骨隆起)

1つでもあてはまるものがあれば「隠れ顎関節症」の疑いがありますので歯医者さんできちんと診てもらいましょう。

首の凝りは、認知症だけでなく、頭痛、めまい、睡眠時無呼吸症候群の原因にもなる

睡眠中の食いしばりだけでなく、普段の姿勢も首の凝りを悪化させています。

自然に立ったとき、横から見て、耳、肩、ひじ、膝、かかとが一直線になっていますか？　これが本来の正しい姿勢です。

背骨がS字カーブを描いて、頭部の重さをうまく分散させながら支えることができています。

しかし頭が前に出て、猫背になっていると、頭部を首だけで支えることになります。重さがダイレクトに首にかかるので、首凝りの原因となるのです。

首の凝りは認知症だけでなく、頭痛、めまい・ふらつき、いびき、睡眠時無呼吸症候群といった症状の原因となっています。第5章で詳しく説明しますのでご一読くだ

「耳、肩、ひじ、膝、かかとが一直線」が正しい姿勢

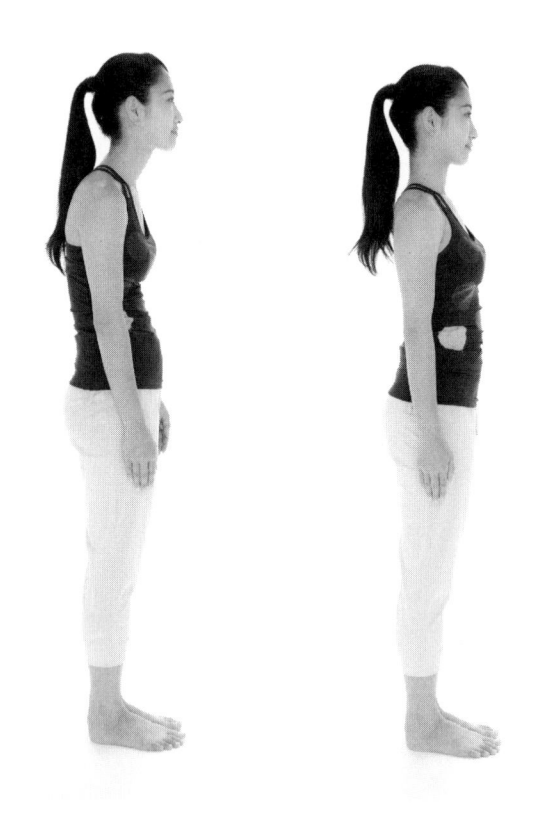

自然に立ったときに耳、肩、ひじ、膝、かかとが一直線になっているのが正しい姿勢。頭が前に出て猫背になると、首凝りの原因となります。また立って自然に手を下ろしたときに手の甲が前を向いていたら猫背の証拠です。

さい。

脳と体の健康を守るために、首の凝りをそのままにしておいてはいけません。

そこで私が患者さんたちにおすすめしている方法が、「首のわしづかみ」です。

やり方は簡単です。

左手を首の後ろに回し、後ろから首をわしづかみにします。このとき左手の親指が内頸静脈に当たります。鍼灸《しんきゅう》などのツボではないので、親指の位置についてはあまり神経質になる必要はありません。

そのまま指に力を入れ、グッと強めに首をわしづかみにします。これが基本パターンです。首にある「胸鎖乳突筋《きょうさにゅうとつきん》」という筋肉がほぐれ、首の凝りを改善します。

胸鎖乳突筋は耳の後ろから鎖骨につながる太い筋肉で、「頸椎」という首の骨と協力しながら首を傾けるなどの働きをしています。

脳へ流れ込んだ血液が戻る際、最も大きな血管「内頸静脈」を通るのですが、胸鎖乳突筋が凝ると、頭部をめぐる血液や脳脊髄液の循環が悪くなります。

また、左手で首をわしづかみにする理由もあります。

超カンタン！
首凝り改善「首わしづかみ」

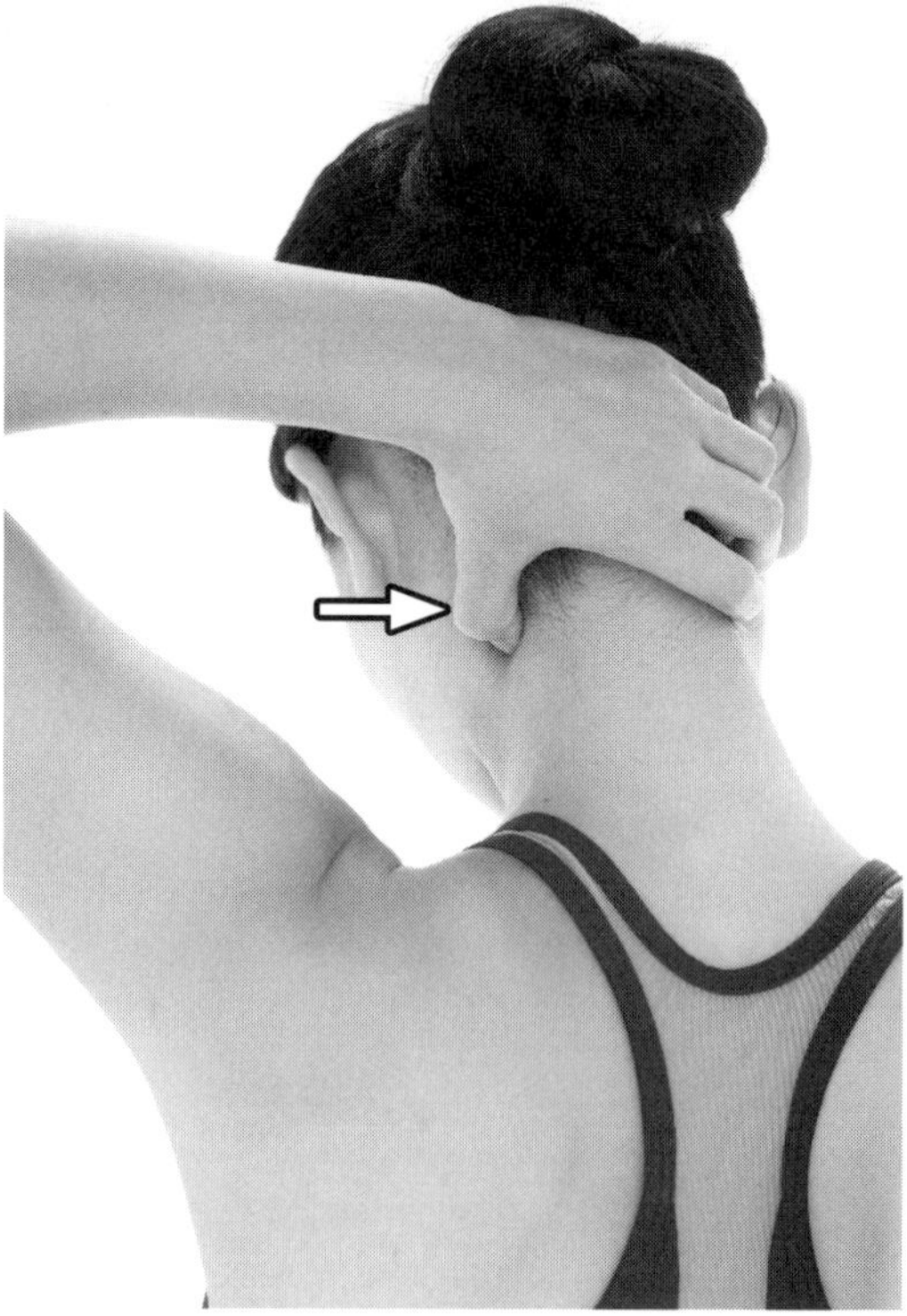

左手を首の後ろに回し、指に力を入れて首をわしづかみにします。このとき親指が当たる付近に内頸静脈があります。胸鎖乳突筋がほぐれ、首凝りが改善します。

内頸静脈は左右に1本ずつ通っていますが、左側のほうが右側よりも2倍近く太く、左側を重点的にほぐすことで内頸静脈全体の流れがよくなり、脳内の血液循環や脳脊髄液の循環もスムーズになるはずです。

応用パターンとして、首に沿って親指の位置を上から下にずらしながらわしづかみする方法もあります。こうするとより首をほぐす効果が高まります。

また、長年の歯の食いしばりグセによって首の後ろ側が凝り固まっている場合は、首の後ろをストレッチすることをおすすめします。

頭の後ろで手を組み、手の重みで頭を前に倒します。「僧帽筋」という大きな筋肉をはじめとする後頭下筋群がストレッチされ、首の凝りがほぐれます。

僧帽筋は首の後ろから背中にかけて覆っている、大きな筋肉です。頭部を後方へ引っ張り、首を支えています。凝りやすい筋肉でもあるので、日ごろから習慣的にストレッチしていただきたいと思います。

「胸鎖乳突筋」が凝ると内頸静脈を圧迫

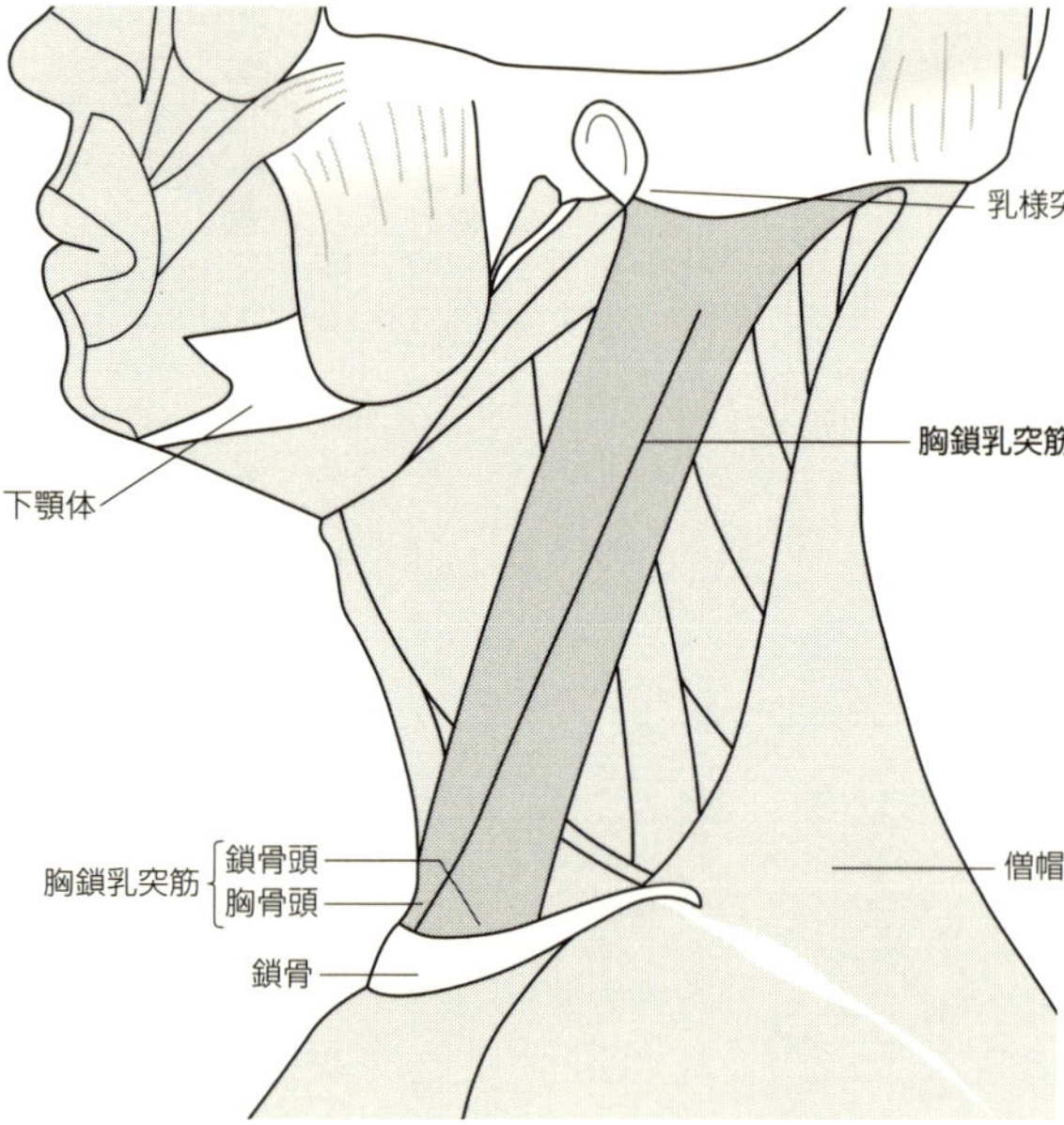

胸鎖乳突筋と僧帽筋

ポイント

「首わしづかみ」で血液や脳脊髄液の循環がスムーズに。

「首わしづかみ」応用編

首の筋肉の凝りを効果的にほぐす「左手わしづかみマッサージ」

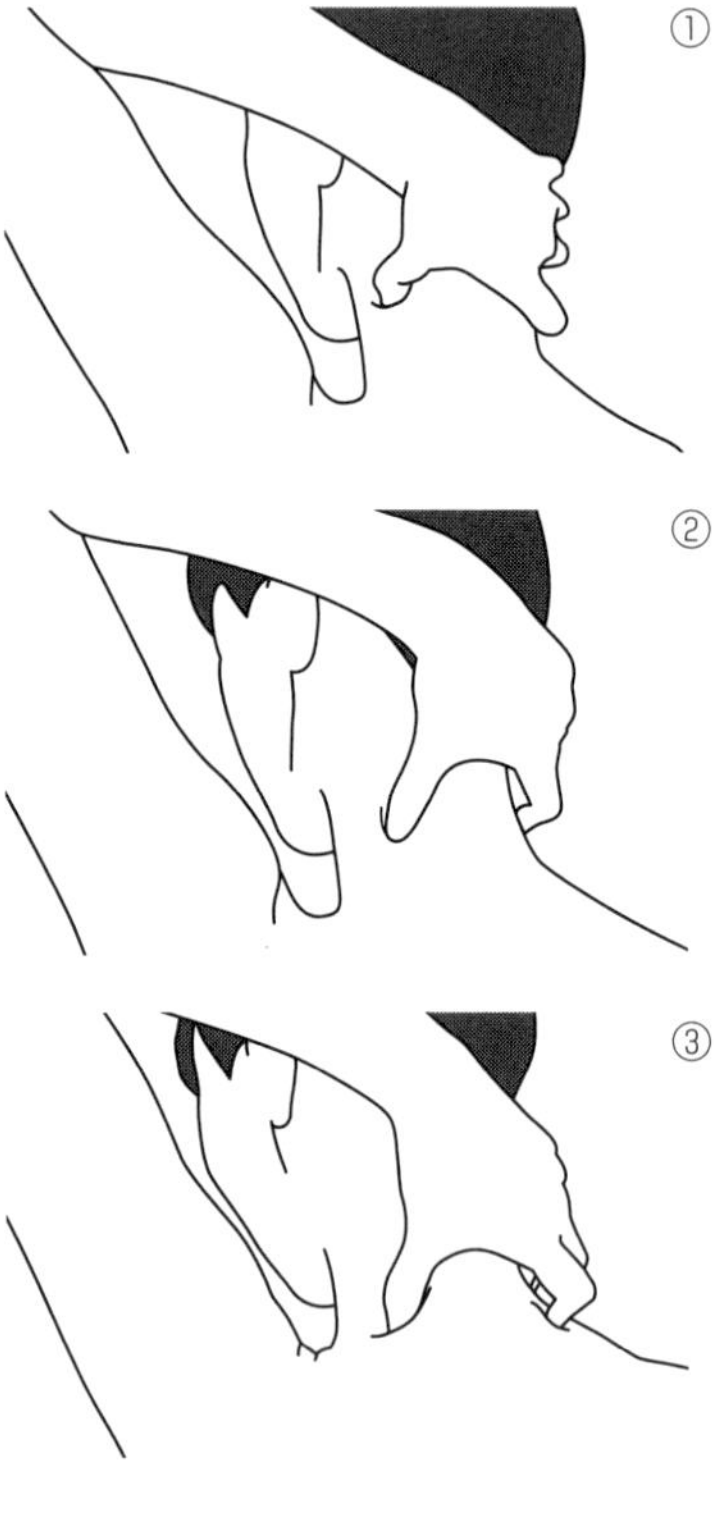

①左手の親指と残りの４本の指でわしづかみするように、しっかり首の後ろの筋肉をつかみます。

②③親指のほうに力を入れるようにして、頭と首の境目から肩にかけて位置をずらしながら、筋肉をもみほぐしていきます。

首の後ろ側が凝り固まっている人は 僧帽筋ストレッチを

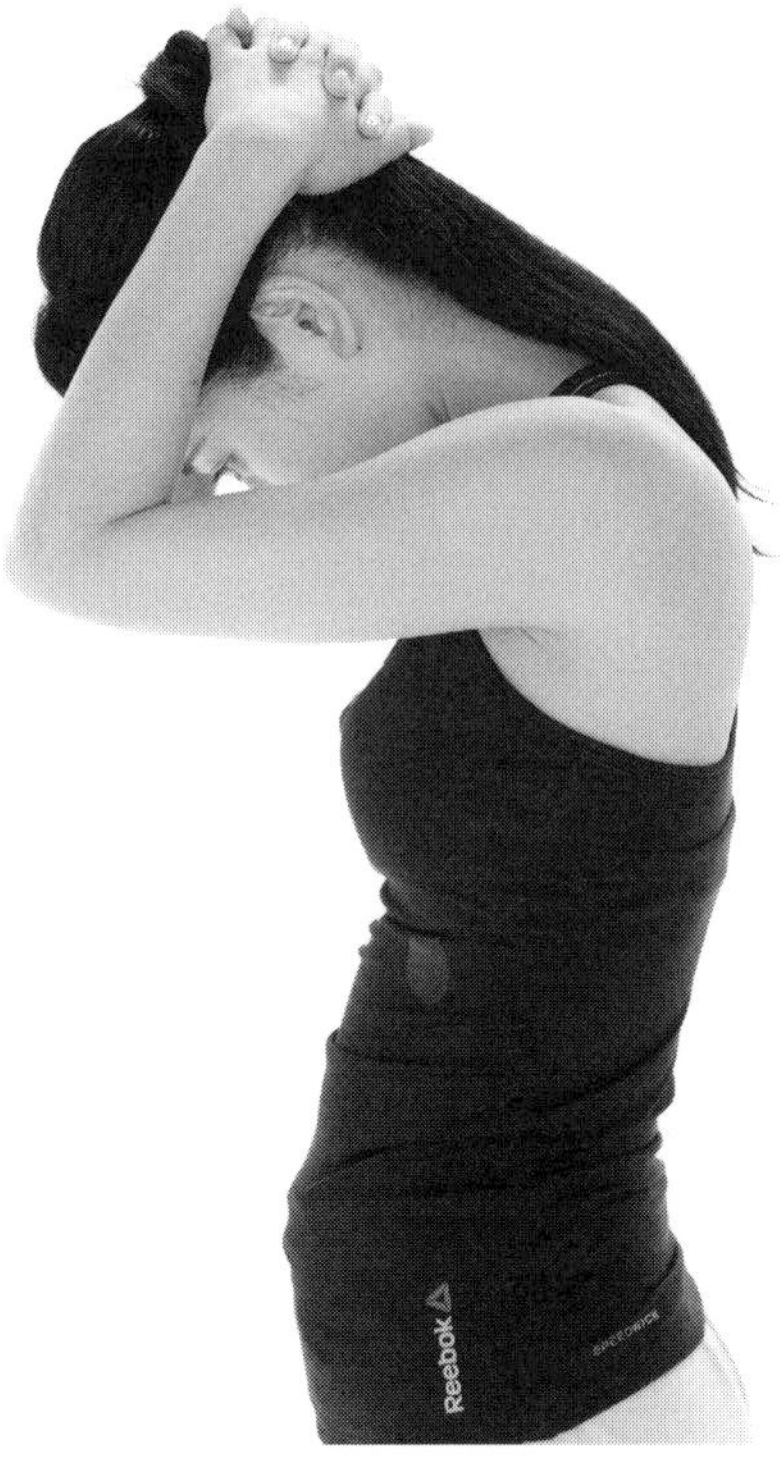

頭の後ろで手を組み、手の重みで頭を前に倒します。首の後ろ側にある僧帽筋などの筋肉がストレッチされ、首凝りが改善します。

私が首の凝りと認知症の関係に気づいた理由

私が首の凝りと認知症の関係に気づいたのは、今から数年前、「メタトロン」という機械を診療に取り入れたことがきっかけでした。

メタトロンとは、ロシアで宇宙飛行士の健康管理を目的として開発された全身の細胞のエネルギーを測定する機器で、血流の悪いところや疲れているところがわかります。

このメタトロンを使って患者さんのデータを集めていくと、認知症になっている患者さんに共通する傾向を見つけました。それは、「側脳室」と首に問題があることでした。

側脳室とは脳脊髄液で満たされた一対の空間で、そばには記憶を司《つかさど》る海馬もあります。

最初のうちは、側脳室と首と認知症がどう関係しているのか、まったくわかりませんでした。しかし、あるとき「水頭症の人が、脳脊髄液を抜く手術をして脳の内圧を下げたら、認知症も治った」という話を聞いて、ハッとしました。

「水頭症」とは、脳と脊髄を循環している脳脊髄液の流れが悪くなり、脳脊髄液が脳にたまって脳室が拡大する病気です。

高齢者が水頭症を発症すると、歩行障害、認知症、尿失禁などの症状が現れることがあり、認知症のある患者さんの5～10％が潜在的にあてはまるのではないかと推測されているそうです。

脳脊髄液の多くは首にある静脈を通って脳から心臓へ流れているので、もし首の筋肉が凝っていると、静脈の流れが悪くなり、脳脊髄液の循環もブロック（頸椎ブロック）されます。その結果、認知症を発症するのではないか。こう考えると、認知症の患者さんが側脳室と首のセットで問題があることにも説明がつきます。

そこで私は、認知症の患者さんに、噛み合わせを改善する治療と首ほぐしを施した結果、認知症や、もの忘れの改善が見られるようになったのです。

こうした経験に基づき、認知症は首凝りによる脳脊髄液の滞りに起因する可能性があるという、私なりの結論に達しました。


また、認知症の人は、血液中のホモシステイン濃度が上昇しております。ホモシステインが脳の神経回路に問題を起こしていると考えられ、認知症の原因の一つとしてあげられますが、いまだ原因不明とされています。

ホモシステイン血中濃度が上がる理由として考えられるのは、肝臓疲労です。

メチオニン（アミノ酸）からシステインの生産が肝臓でうまくいかなかったためにホモシステインが多く生産されてしまった結果であると推察します。

肝機能を高めるために、水素サプリメント、水素水、アミノ酸や葉酸の摂取、そして、温熱療法などで肝臓の代謝を活性化させることなどを行うべきです。

ポイント

認知症患者は側脳室と首に問題あり。
脳脊髄液の滞りが認知症の引き金に。

細胞のエネルギーが測定できる「メタトロン」

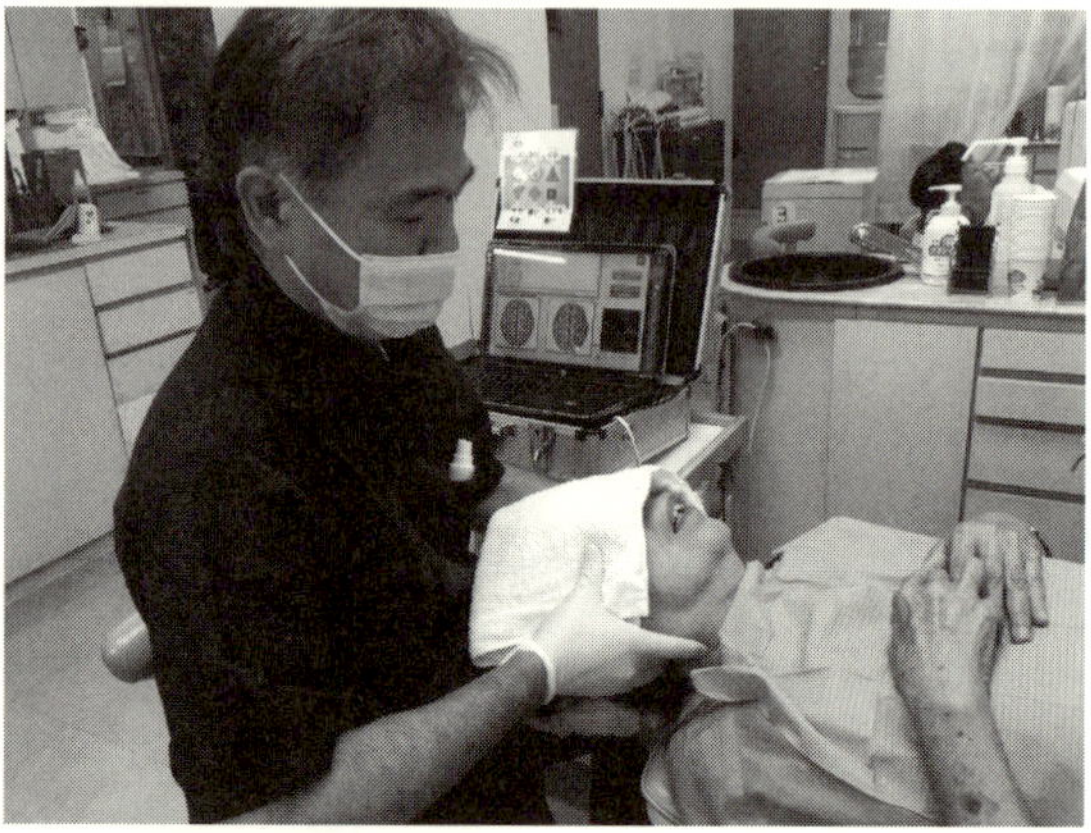

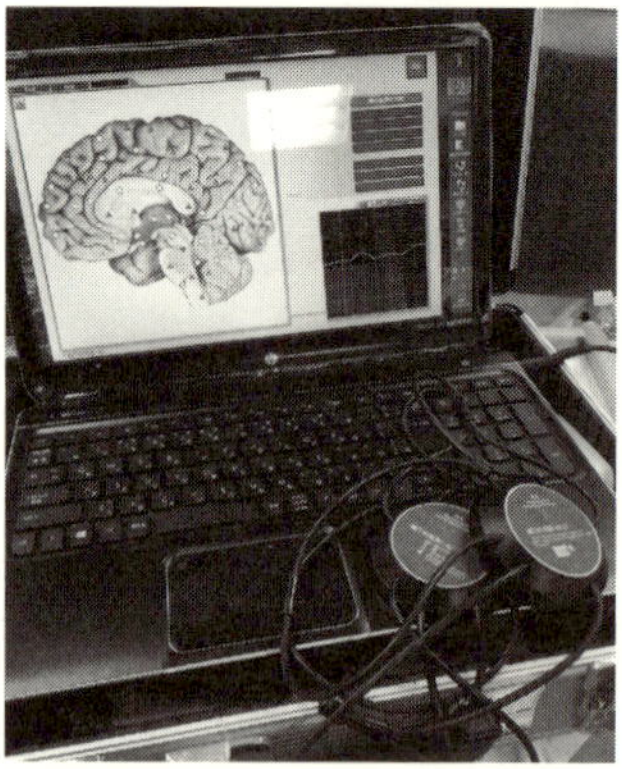

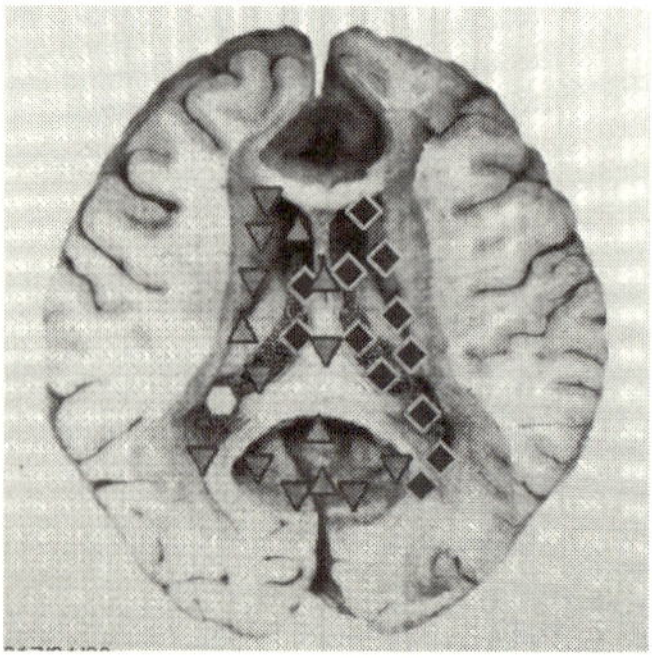

（写真上）メタトロンで血流の悪い部分や疲れている部分を調べながら診察を行っている著者・宮城院長（右下の脳と写真の患者さんは無関係）。
（同下右）認知症の傾向がある脳。ひし形で黒くマーキングされている部分の脳脊髄液の循環に問題が。
（同下左）ロシアで宇宙飛行士の健康管理のため開発されたメタトロン。

救急蘇生でも「首わしづかみ」が命を救う！

私は日ごろから首の重要性を訴え続けていて、消防隊の救急隊員のみなさんの前で講演をしたときも、

「救急蘇生法では、意識があるか、息をしているか、心臓が動いているか、と確認していきますよね。でも、大事なことが1つ抜けています。**倒れている人を見た瞬間に、首のわしづかみをして内頸静脈の開放をするのです。脳内出血でも脳梗塞でも、まず、内頸静脈の開放をしてから、手当てをしてください**」

と、お話ししました。

聞いていた隊員のみなさんも署長もびっくりしていました。中には「もう一度わしづかみする場所を教えてください」という人もいました。

こういうことは教科書に載っていないので、隊員さんたちも習っていません。しかし、**内頸静脈の開放は、命を救う上で非常に大事なポイントとなってきます。**

飛行機で具合が悪い人が出た場合も、首の凝りが原因となっていることが多く、首をほぐし内頸静脈を開放して、水を飲ませ、足を上げて脳に血が行くようにします。これでほとんどの人は回復します。

振り返っておつりを渡せないタクシーの運転手さん

以前、こんなこともありました。

クリニックの前でタクシーから降りるとき、70代の運転手さんがお釣りを渡そうにも振り返ることができないのです。首の凝りによって、内頸静脈の流れが悪くなり、脳梗塞の一歩手前であるということが一目でわかりました。

「運転手さん、首が凝っていますよね。僕、ここのクリニックの院長です。ちょっと首、いいですか？」

と、運転手さんの首をわしづかみにし、左の内頸静脈を開放してあげました。

運転手さんは「アガー！(琉球語の悲鳴)　死ぬかと思った」と痛そうにしています。

「耳の後ろは、脳に行った血が戻る主要な出口です。今、ここのつまりを抜きました。危うく脳梗塞になるところでしたよ。近いうちに私のクリニックに必ず来てくださいね。首の凝りをほぐして、噛み合わせを治してあげるから」

こうお伝えしたところ、私の言葉に運転手さんは「わかりました」と言って、去っていきました。しかし1年経っても2年経っても、いらっしゃいません。

もう、脳梗塞で亡くなられたのかもしれない……と危惧《きぐ》していたら、4年後に突然クリニックに現れたのです。「あのとき助けていただいたタクシーの運転手です」と言って。

ああよかった、来てくれた！　まだ生きていらした！

「心配していましたよ」

と私が言うと、運転手さんは、

「実は、半年前に脳梗塞で倒れました。まだ半身マヒが残っています。あのときは助けていただいたとはわからず、失礼いたしました。先生、私を治してください！」

とおっしゃいました。

早速診察したところ、やはり噛み合わせに問題があることがわかり、脳梗塞が再発しないための治療をしました。よほど嬉しかったのか、運転手さんより、後日、お礼としてきれいな花束が送られてきました。

しかし、倒れてからでは遅いのです！

首凝りの自覚症状がないからといって、くれぐれも首の凝りを甘く見てはいけません。重大な病気や命に直結することもあるだけに、毎日首をわしづかみして、内頸静脈の部分の凝りをなくすようにしておいてください。首わしづかみは、うまいヘタは関係ありません。毎日、首わしづかみをすることが重要なのです。

ポイント

噛み合わせの治療で首の凝りが解消する。
毎日、首わしづかみをすること。

〝謎の顔の腫れ〟も、首わしづかみで治った

「定期的に頬《ほ》っぺたが腫れて困っている」という70代の男性の患者さんもいました。あちこちの病院を回って、私のクリニックにたどり着いたといいます。確かに「おたふく風邪かな？」というくらいに頬が腫れています。

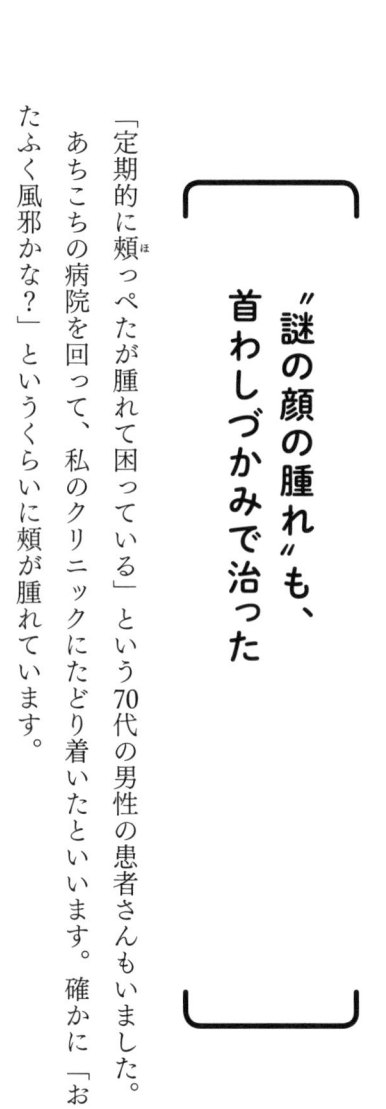

腫れているといっても、炎症を起こしているわけではなく、本人も痛みはありません。どこの病院に行っても、薬を処方されておしまいだったそうです。しかし薬を飲んでも飲まなくても、頬の腫れは変わらないのです。

患者さんを診察してみると、奥歯がありません。そこで、寝ているときの食いしばりが強すぎて、あごの付け根で脳脊髄液が漏れているという仮説を立てました。

頬の腫れと脳脊髄液を関連させたのは、「膝に水がたまる」という症状にヒントを得たことからです。膝もあごも同じ関節なのだから、膝に水がたまるのと同じように、あごに水がたまることもあるのではないかと、ちょっと強引ですが、考えたのです。

私は、患者さんの耳の下にある顎関節の部分を押しながら、

「あなたは顎関節症で、ここの部分にすごく負担がかかって、水がたまっています。よく『膝に水がたまる』といいますが、それと同じ現象がここで起きていますよ」

と説明しました。

首のわしづかみをして内頸静脈を開放し、私が開発したマウスピース（マーテルマウ

スピース）を使って就寝中の噛み合わせが正しい位置でできるように治療したところ、脳脊髄液の循環がよくなったのでしょう、頬の腫れが引いていきました。

それにしても、なぜありとあらゆる病院に行っても原因不明かつ治らなかったのでしょうか。

それは、先生方は、この患者さんの病名を探そうとしたからだと思います。

しかし、病名がつかない症状もたくさんあります。

そういうとき、首の凝りと内頸静脈の関係や脳脊髄液の関係を知っていたら、解決できるケースは多々あるのです。

第2章では、首の凝りと認知症の関わりについて、さらに深く説明していきましょう。

ポイント

顎関節にも〝水〟がたまる。

「首わしづかみ」で健康を取り戻しました！

ケース《ケース》1

脳動脈瘤の形がよくなってきた

C・Yさん［78歳 沖縄県 男性］

症状

頭痛　肩凝り
むくみ
脳動脈瘤
あご鳴り

健康診断で脳に動脈瘤《どうみゃくりゅう》があるとわかったのが1年前。自覚症状はまったくありませんでした。

健診を受けた病院で経過観察を続けることになりました。その間、自分でも脳動脈瘤について調べていたところ、宮城《まーてる》先生のブログにたどり着き、「脳動脈瘤も改善した」と書いてあったことから、診察を受けることにしました。

治療ではまーてる先生オリジナルのマーテルマウスピースを装着することと首ほぐしをしてもらいます。初めのうちはかなり痛かったのですが、次第に慣れてきて、最近では痛気持《イタきも》ちいい状態になりました。

ＭＲＩの画像診断によると、私の脳動脈瘤は団子が2つ重なったような形をしていて、お医者さんから「破裂しやすい状態」と言われていました。しかし、まーてる先生のところに通うようになってから形が変わり、「上の団子がなだらかになって、いい形になりつつありますよ」と、経過観察をお願いしている先生に言われました。

また、天気が悪いときに偏頭痛がありましたが、首ほぐしをしてもらうようになり、こちらも改善してきました。

現在も、月に2回ほどまーてる先生のクリニックに通っています。

まーてる先生コメント

脳動脈瘤の主な原因は、脳の血管内圧の上昇です。その原因の多くは首凝りであり、専門的にいうと、内頸静脈の圧迫があげられます。つまり、マーテルマウスピースで歯の噛み合わせを治し、首わしづかみで首をほぐし、脳の血管内圧を下げることで、脳動脈瘤の改善がよく見られます。

「首わしづかみ」で健康を取り戻しました！

ケース 2

ばんざい！5カ月でCPAPが外れた

K・Nさん［74歳 沖縄県 女性］

症状

無呼吸症候群

「いびきが大きいよ。調べてもらったら？」

10年くらい前から、友だちと旅行しているときにこう言われるようになりました。夫は「いびきといっても、そんなに大したことはないよ」と言ってくれていたので気にしないでいたのですが、友人に言われるとさすがに気になり、病院に行くことにしました。

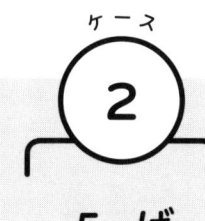

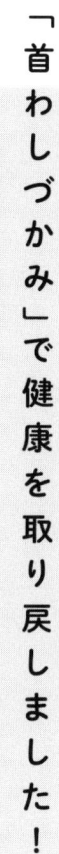

1泊して検査した結果、「睡眠時無呼吸症候群」と診断され、「CPAP（シーパップ・持続陽圧呼吸療法）をしなさい」と言われました。

私には、無呼吸の自覚はありませんでした。それまでも、いびきをかかないようにと、ほかの歯科で作ってもらったマウスピースをしていたのですが、効果はなかったようです。

それ以降、旅行のときもＣＰＡＰを持っていくようになりました。

ＣＰＡＰは、寝返りを打つときにチューブが引っ掛かるのでとても邪魔です。

しかし私には、不整脈の持病もあったため、ＣＰＡＰをしないと、心筋梗塞や脳梗塞を起こすリスクもありました。

「一生ＣＰＡＰが外れないのかな」と暗澹《あんたん》たる気持ちでいたとき、宮城歯科クリニックの新聞広告を目にしました。そこには「無呼吸症候群の原因は、夜間の噛み合わせの問題からくる顎関節症と首凝りにある」と書いてあり、私も診察を受けてみることにしました。

実は、宮城先生のことは「まーてる先生」としてよく知っていました。先生のラジオを聞いていたからです。しかし、宮城歯科クリニックがまーてる先生のクリニックだとは知らず、本人が出てきたのでびっくりしました。

先生はカウンセリングで、「睡眠時無呼吸症候群は、多くは顎関節症が原因で、あごと首をほぐしたらよくなりますよ。実際、CPAPがとれている方は多いですよ」と言ってくれました。

「メタトロン」という画像解析をやっていただいたところ、先生に「腎臓に問題はないですか？」と言われ、またびっくり。小学校のとき、小児結核を患い、腎臓が1つ機能していないからです。また、血液を1滴採血してもらい、顕微鏡のモニター画面で血液サラサラ状態を見ながら、食事や生活習慣についてのアドバイスもいただきました。

マーテルマウスピースも作り、2週間に1回、通院しました。治療では宮城先生に首をほぐしてもらいます。最初のうちは激痛でしたが、徐々に慣れました。

続けること5カ月。宮城先生から「もう一度、睡眠時無呼吸症候群の検査をしてきたらどうですか？」と言っていただきました。マウスピースをはめたまま検査を受けたところ、結果は「マーテルマウスピースをはめていれば、CPAPはしなくてもいいですよ」とのこと。あのときは、もう、ばんざい！　という気持ちでした。

その後、不整脈の薬もやめました。もう1つ降圧剤は飲んでいますが、循環器科の先生によると、私の場合、腎臓が1つしか機能していないので、高血圧の薬だけは飲んだほうがよいとのことです。

ＣＰＡＰは本当に煩わしいです。今、ＣＰＡＰを使っている人に、私は「こんなにいい方法があるよ！」と声を大にして教えてさしあげたいのです。

まーてる先生コメント

睡眠時無呼吸症候群と診断され、ＣＰＡＰを夜間装着したものの、なかなか慣れず煩わしく感じる方や、旅行に行けなくなってしまったことからＣＰＡＰを外したくて困っている方は多いようです。夜間の食いしばりが原因でいびき癖がつき、結果的に無呼吸症候群になっている方も多くいらっしゃいます。マーテルマウスピースを作り、首わしづかみをされてあごを引いて寝られるようになると、いびきが治り、無呼吸症候群が改善される方が多いです。

こういった治療で無呼吸症候群の約7割の方のＣＰＡＰが外れて、ＣＰＡＰなしで眠れるようになりました。

第2章

認知症は「夜」につくられる

「脳脊髄液」は見過ごされてきた認知症の原因

これからますます高齢化社会になる日本。

認知症の予防や治療は、誰にとっても重大な関心事です。

認知症の種類にはさまざまありますが、代表的なものが「アルツハイマー型認知症」と「脳血管性認知症」です。

「アルツハイマー型認知症」は、「アミロイドβ」というタンパク質が脳にたまり、正常な神経細胞が壊れて脳の萎縮が起こるために発症するといわれています。しかしアミロイドβが蓄積する原因については、まだ解明されていない部分もあります。

一方「脳血管性認知症」は、脳梗塞や脳出血など、脳の血管がつまる（梗塞）ことによって起こる認知症です。1カ所だけの梗塞では発症しにくいのですが、数が増えたり大きくなったりすると、次第に脳の機能が低下し、認知症や運動障害が現れます。

私は、そのほかにもう1つ、見過ごされている原因があると考えています。

それが「脳脊髄液の問題」です。

脳脊髄液とは、その名のとおり脳と脊髄の間を循環している液のことをいいます。

私たちの脳は、ちょうど水に浮かんでいるお豆腐のように脳脊髄液に浮かんでいます。**脳脊髄液は、脳を衝撃から守ったり、脳に栄養を届けたりしているほか、「脳の老廃物の排出」にも関わっているのです。**前述したように、一説によると1日500mlもの脳脊髄液が作られるそうです。

私たちの全身の細胞が日々新陳代謝を繰り返しているように、脳も新陳代謝をしていて、老廃物が出ています。

その老廃物を回収しているのが、脳脊髄液です。

実は「睡眠中、脳が収縮して脳脊髄液に老廃物を排出している」との研究が、2013年10月、「サイエンス」（アメリカの学術誌）に掲載されました。

この研究では、最新の撮影技術を用いて、生きているマウスの脳を検査し、脳から老廃物が除去されるメカニズムを解明することに成功しています。

そのメカニズムとは「グリンパティック系（glymphatic system）」と呼ばれるもので、脳脊髄液を脳全体に送り届けることによって脳にたまった老廃物を血管へと押し流します。押し流された老廃物は、血管を通って肝臓に届けられ、そこで最終的に処理されます。睡眠中には、アルツハイマー型認知症の原因と考えられているアミロイドβの除去量も増加していました。

この研究では、睡眠中にマウスの脳の各細胞のサイズが60％も縮むことも明らかにしています。これによって、細胞間に隙間ができ、効率的に老廃物を除去できるようになります。通常、細胞の老廃物はリンパ系によって体外に排出されますが、脳にたまる老廃物の排出は、脳内にリンパ管は存在しないため、脳の血管（静脈）によって排出されるのです。研究者は、「睡眠によって疲労が回復するのは、目覚めて活動しているときにたまる神経活動の副産物が睡眠時に一掃されるからかもしれない」としています。

研究グループは、睡眠中にマウスの脳が消費するエネルギー量が（覚醒時の）10倍に増加するという点に着目し、脳の老廃物を除去するシステムの活動が睡眠中に活発になるために、脳のエネルギー消費量が増加するのではないかと考えました。

脳脊髄液を脳全体に送り届けるのには大量のエネルギーが必要となるため、情報を処理するという仕事が少ない睡眠中にしか、グリンパティック系が機能できないのではないかとしています。脳が使えるエネルギーの量に限界があるためでしょうか、脳は「目覚めていて周囲の情報を処理している」という状態と、「眠っていて掃除をしている」という状態を切り替えているようなのです。

研究を主導したロチェスター大学医療センターのマイケン・ネーデルガード氏は、「たとえるならば、パーティーと後片付けのようなもので、両方を同時に行うことができない」と言っています。すごく納得できる表現だと思います。

私はさらに、脳の各細胞が収縮するときに、短期記憶を司る海馬も収縮するのではないかと考えています。そのとき海馬から、老廃物とともに伝達物質も出て、大脳皮質に情報が伝わり、記憶の定着を図っているのではないかと推測しています。

話を戻しましょう。

脳の老廃物を回収した脳脊髄液は、主に静脈に入って心臓に戻っていきます。その際、脳の老廃物を排出するメインの静脈が「内頸静脈」なのです。これが脳の老廃物を排出する仕組みです。

しかし、**内頸静脈という重要な血管が首の凝りによって圧迫されてしまうと、脳の中で脳脊髄液の循環が悪くなり、いつまでも老廃物がとどまり続けて、脳の細胞にダメージを与えてしまうと考えられます。**

また、脳脊髄液が循環せずにたまっていると、脳室そのものが脳脊髄液で圧迫されて少しずつ大きくなると考えられますし、脳室のそばにある「海馬」も萎縮し、機能低下が起こると考えられます。

「海馬」は短期記憶を司るところなので、萎縮や冷えが始まると、「今さっき」の記憶が思い出せなくなります。これがアルツハイマー型認知症の初期症状です。

海馬が萎縮すると、やがて脳全体も萎縮していき、本格的な認知症に向かうのです。

睡眠中に脳脊髄液が
脳にたまった老廃物を押し流す

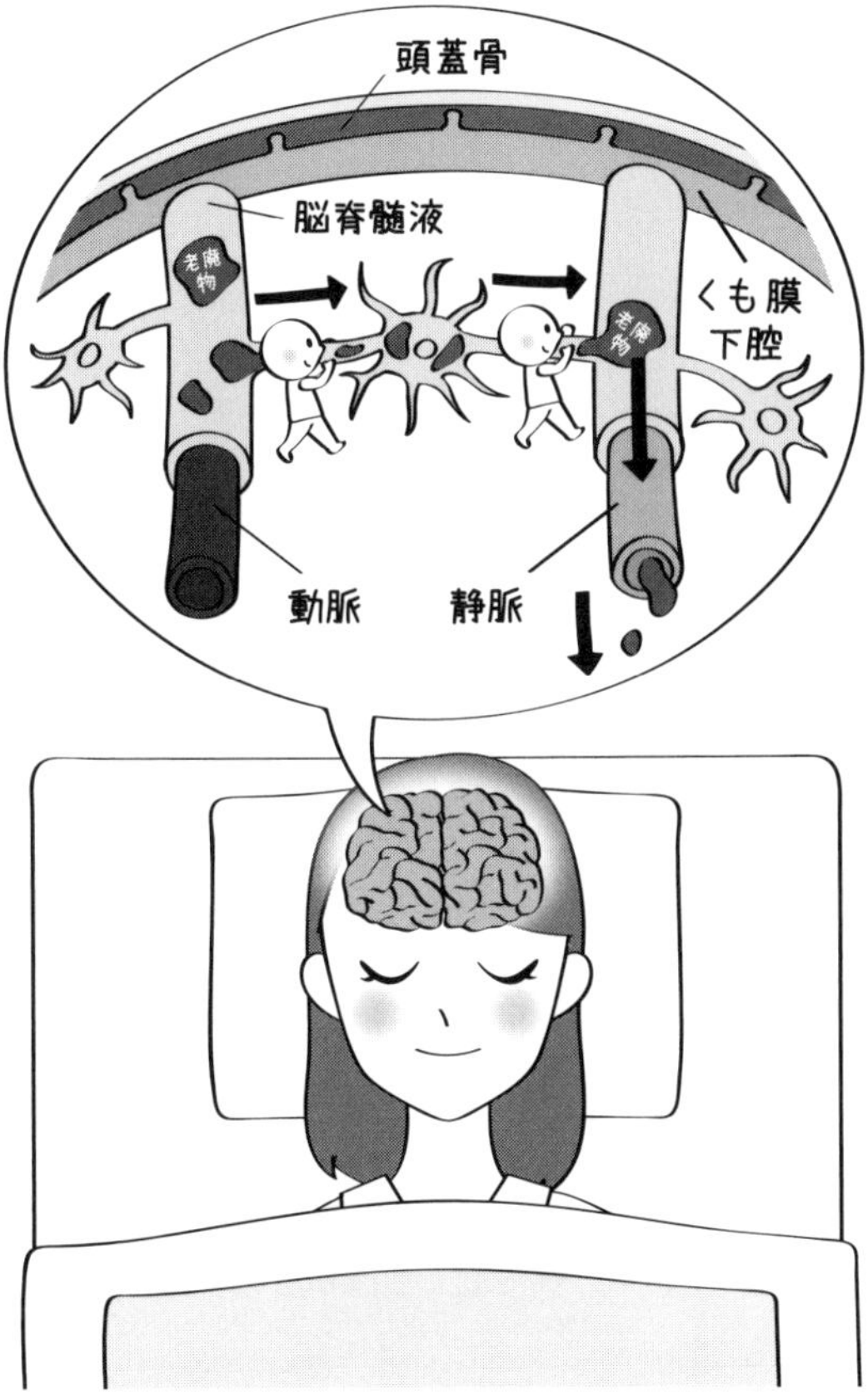

睡眠中、脳の老廃物は脳脊髄液に放出され、静脈から心臓に戻ります。脳脊髄液の循環が滞ると脳細胞にダメージを与えることも。

では、なぜ脳脊髄液の循環が悪くなってしまうのでしょうか。

原因は「首」にあります。まさに「首がネック」なのです！

私は、アルツハイマーの原因として、なぜ脳が萎縮するのかをずっと考えていました。脳を豆腐にたとえると、なぜ豆腐が勝手に縮むのか、ということです。

専門医の先生方に質問しても、「アルツハイマーだから」というお答えしかいただけませんでした。

しかし、頸椎の歪みや内頸静脈の流れがブロックされていることに原因があるとすれば、説明がつきます。**脳室で作られた脳脊髄液がたまって脳の内圧が上昇し、脳自体が圧迫されて萎縮していく。**仮説ですが、私自身はこのように考えています。

ポイント

睡眠中に脳脊髄液が脳の老廃物を回収している。首の凝りで脳脊髄液の循環が悪くなるとアルツハイマー型認知症になる可能性がある!!

脳脊髄液の
循環を悪くする
理由

1

頸椎のブロック

第1章でも説明したとおり、首は脳と心臓をつなぐ重要な拠点です。

首は、「頸椎」という7つの骨が積み重なって形成され、中には脊髄神経が通り、狭いスペースながら脳に血液を送る「椎骨動脈」や、脳から心臓に血液を戻す「椎骨静脈」という血管や、リンパ管が通っています。

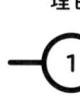

成人で約5kgあるともいわれている重い頭を支えている場所でもあるので、ただでさえ凝りやすい上に、**現代人は長時間のデスクワークやスマートフォンをのぞき込む姿勢など、ますます首に負担をかけやすい環境になっています。これでは脳を支える首や肩は悲鳴を上げてしまいます。**

首の凝りが慢性化すると、次第に頸椎が歪《ゆが》んでしまいます。すると脳脊髄液の流れが悪くなり、脳の老廃物の排出がうまくできなくなるのです。
このことを私は「頸椎のブロック」と呼んでいます。

余談ですが、**頸椎のブロックはメンタルにも悪影響を及ぼしていると考えます。**

脳の血行障害によって脳が酸欠に陥り、疲れる、だるいといった症状から、やがて外に出たくないといううつ状態になってしまう場合があるのです。病院に行けば抗うつ剤を処方されますが、薬よりも首のわしづかみで首凝りを治せば、うつ病も改善していく可能性がありますし、実際、うつ症状やパニック症候群の症状が改善するケースも多いのです。

当院にてエネルギーを測定すると、うつ症状やパニック症候群の方々の場合、右脳と前頭葉の部分の血行障害や機能低下が見受けられます。

右脳は感覚、感性、長期記憶を司る働きを持つことからも、統合失調症、うつ病、認知症の方の場合、右脳の機能低下と関連する可能性があると考えます。

ポイント

首の凝りが慢性化すると脳脊髄液の排出がうまくできなくなる。

脳脊髄液の循環を悪くする理由

２

「夜の嚙み合わせ」

頸椎の歪みや、首の凝りを招くもう1つの原因が、「夜の嚙み合わせ」です。「見た目」「言葉の発声」「しっかりものを嚙む」ということを重要視した日中における「昼の嚙み合わせ」に対して、「夜の嚙み合わせ」とは睡眠中の嚙み合わせのこと

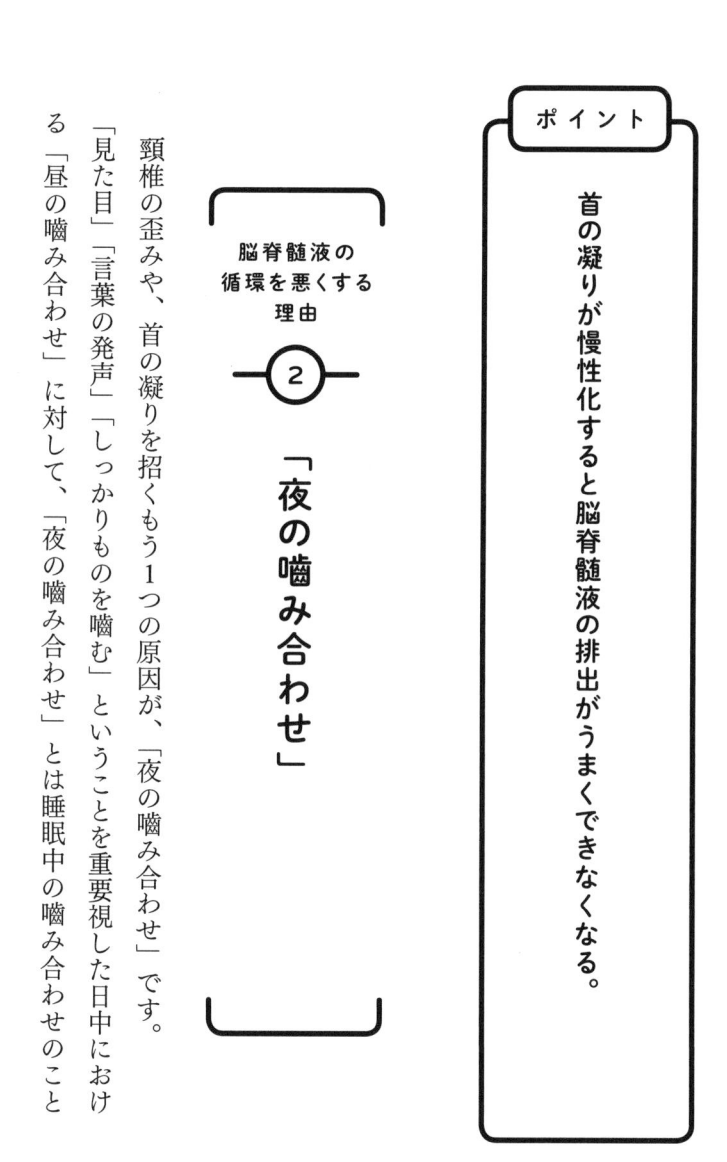

をいっています。

実は認知症にとって重大な影響を与えているのは、夜の噛み合わせのほうなのです。

では、なぜ夜の噛み合わせが認知症に影響を及ぼしているのかというと、睡眠中の「歯ぎしり」と関係があります。

歯ぎしりというと、「キシキシ」「カチカチ」と音を立てているイメージがありますが、実際に多いのは、音を立てない「食いしばり」です。

「自分は歯ぎしりなんてしないから関係ない」と思うかもしれませんが、食いしばりをしていてもまわりの人は気がつきませんし、自覚症状もありません。しかも、ほとんどの人が食いしばりをしているといわれています。

特に、犬歯、前歯、小臼歯がすり減っている人、「骨隆《こつりゅう》起《き》」といって、歯茎にコブみたいな骨のふくらみが出ている人は、間違いなく食いしばりをしています。

また、**夜間に3回以上起きてトイレに行くのも食いしばりのサインです。これは脳脊髄液の流れが悪くなっているために、脳がわざわざ尿意を催させ、体を起こしてい**

ると考えられます。上体を起こし、立位になると、滞っていた脳脊髄液が流れ始めるからです。その証拠に、トイレに行ってもあまり尿が出ないはずです。

睡眠中の食いしばりは、普段、食事のときに噛む力の何倍もの強さがあり、また個人差はありますが、食いしばり続ける時間も長いのです。

その際、夜の噛み合わせに問題があると、睡眠時の姿勢が悪くなります。つまり、頭の反り返りが起きます。

たいていの人は加齢とともに奥歯がなくなり、前歯同士が強く当たっています。すると**頸椎の１番、２番に歪みが生じ、頭が反り返って寝ることになります。この姿勢だと首が凝り、頸椎のブロックが起こり内頸静脈の流れが悪くなります。**その結果、脳脊髄液の循環も悪くなって脳の老廃物の排出が滞ってしまうと考えられます。

これを何年も続けていると、頸椎そのものが歪んでいき、ますます脳脊髄液の流れが悪くなるはずです。

前噛みをすると、頭が徐々に反り返って頸椎が歪む

～正しい咬《かみ》合《あ》わせとあごの中心軸～

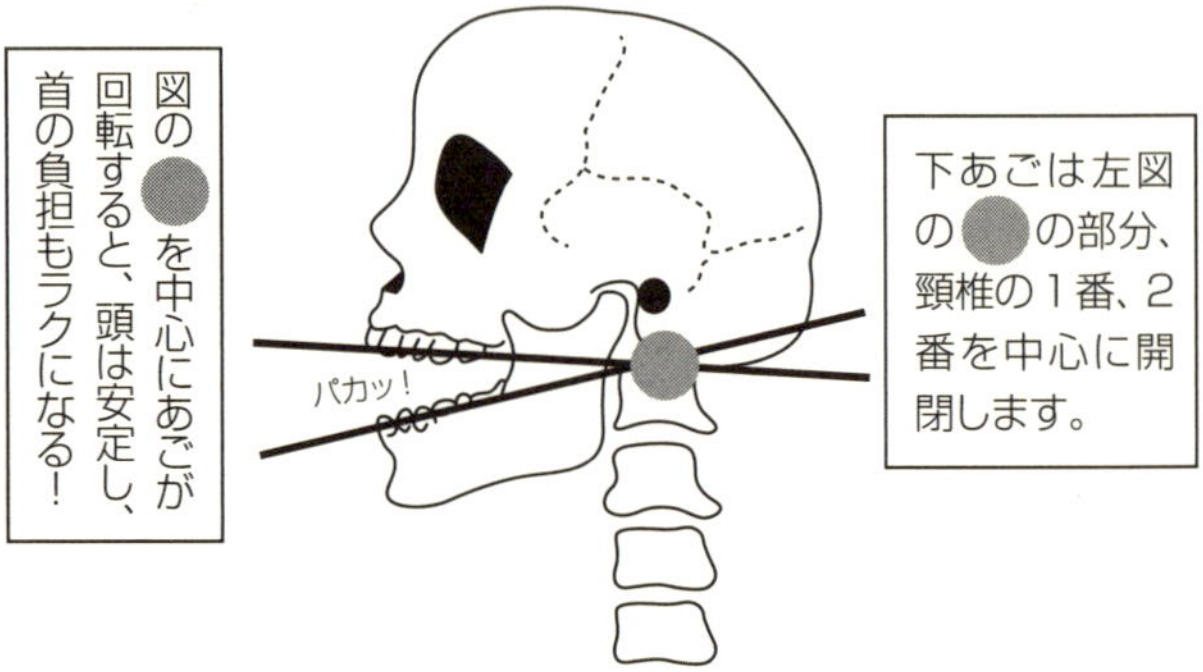

図の●を中心にあごが回転すると、頭は安定し、首の負担もラクになる！
パカッ！
下あごは左図の●の部分、頸椎の１番、２番を中心に開閉します。

～前噛み、奥歯がない場合の中心軸～

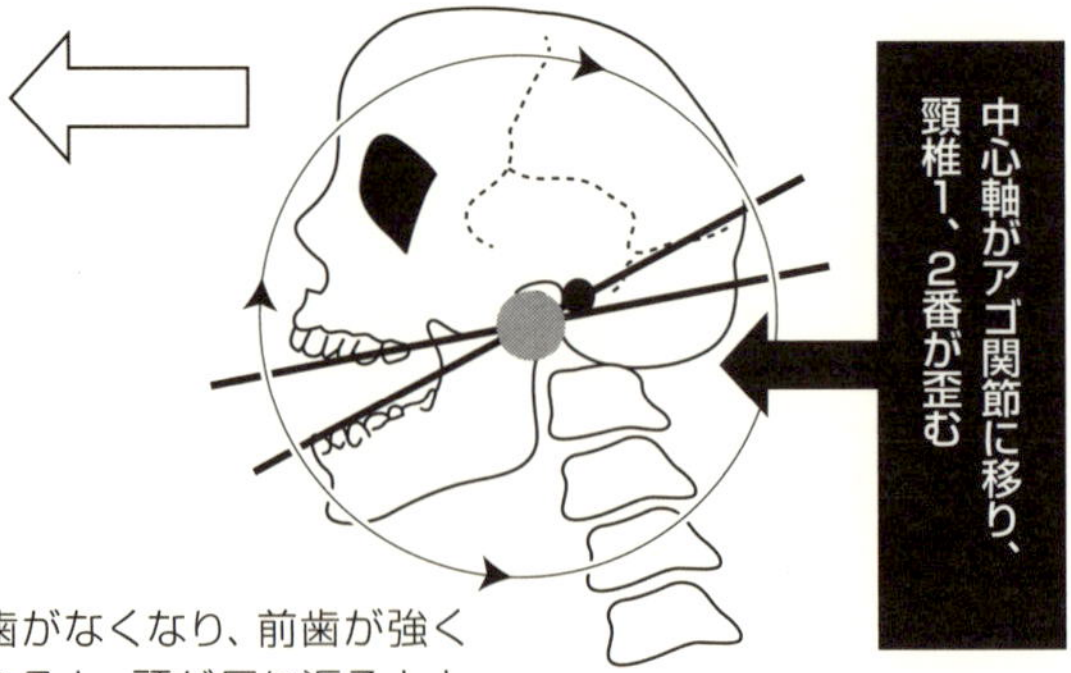

中心軸がアゴ関節に移り、頸椎１、２番が歪む

奥歯がなくなり、前歯が強く当たると、頭が反り返るとともに猫背になる。頸椎１番、２番のゆがみをもたらします。

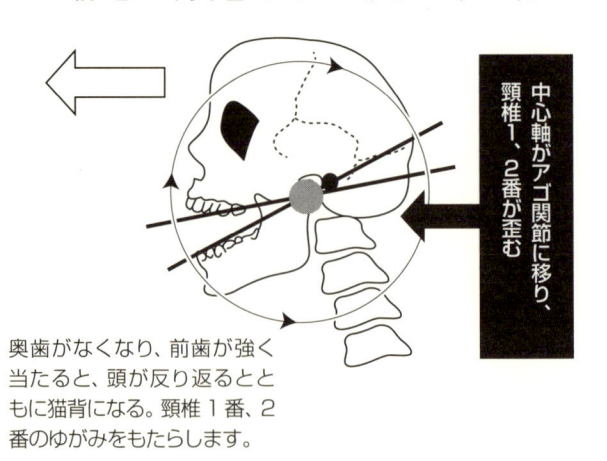

夜の噛み合わせに問題があると
睡眠時に頭の反り返りが……

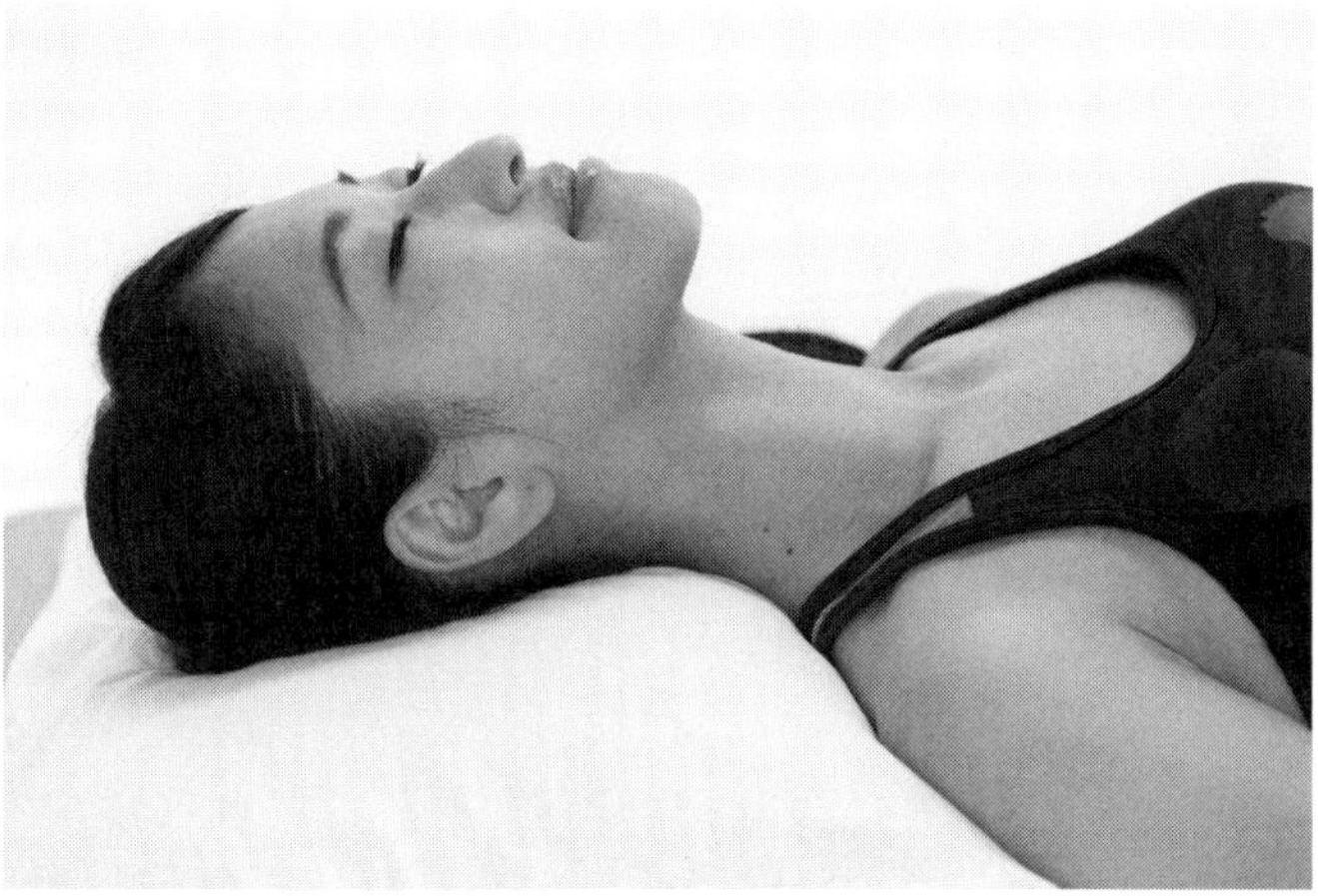

頭が反り返った姿勢で寝ていると、首が凝り、内頸静脈の流れが悪くなるとともに、脳脊髄液の循環も滞ります。

「まだ奥歯がある」という人も、油断は禁物です。

夜の噛み合わせで奥歯同士の当たり方が悪いと、上下の奥歯がガッチリとロックされてしまいます。

ロックされた奥歯に食いしばりの強い力がかかると、無意識のうちに下あごをずらして力を分散させようとします。その結果、前歯同士が強く当たり、頭は反り返りやすくなります。また、奥歯そのものに横からの圧が強く加わることで、奥歯がグラグラしてきます。奥歯は横からかかる力に弱いからです。

その状態で歯医者さんに行けば、「歯槽膿漏《しそうのうろう》ですね」と言われて、抜かれてしまいます。こうして奥歯からなくなっていくのです。

その後も、残っている歯同士でぶつかり合い、グラグラになって歯医者さんに行っては抜かれ、結局、総入れ歯になってしまいます。

特に虫歯の治療をしている人は要注意です。

保険治療で使われる「銀歯」の正体はパラジウム合金で、これが非常に硬いのです。自前の歯だったら、多少夜の噛み合わせが悪くても、毎日食べたり話したりしているうちに、徐々に強く当たっているところが削れていって、なんとかマシな噛み合わせになるのですが、パラジウム合金は硬いから削れません。

パラジウム合金の歯が原因で、夜間の食いしばりがひどくなると、あごの関節に問題を起こしやすくなります。**パラジウム合金の歯が顎関節症の原因になっていることも少なくありません。**一生ものの歯ですので、治療に使われる材質は非常に重要であると言わざるをえません。セラミック系の材質をおすすめいたします。

ポイント

睡眠中の食いしばりが認知症に影響している。

加齢とともに現れる脳脊髄液の「汚れ」も大問題

加齢とともに脳脊髄液の質が変化することも、認知症と関係があると考えます。

本来、脳脊髄液は、基本的に中性からpH7・5の弱アルカリ性であるべきです。脳脊髄液がアルカリ性だと、マイナスイオンが多く、電気の流れがとてもよくなります。脳の細胞は電気信号によってお互いに情報のやり取りをしているため、脳脊髄液は弱アルカリ性であることが好ましいのです。

しかし歳《とし》をとるにつれ、脳脊髄液はだんだん酸性に傾いていきます。また、糖尿病、痛風、帯状疱疹《たいじょうほうしん》、がんといった慢性疾患の患者さんも、酸性気味になっています。

脳脊髄液が酸性に傾くと、脳の電気の流れが悪くなり、脳細胞の情報伝達に支障が出てきます。するとだんだんと認知症に向かっていくと考えられます。

また私は、「アルツハイマー型認知症の原因となるアミロイドβタンパクができるのも、脳脊髄液の汚れや酸性化に関係があるのではないか」との仮説を立てています。

この仮説のヒントとなったのは、「脊柱管狭窄症《せきちゅうかんきょうさくしょう》」の発生のメカニズムです。背骨の中は脊髄と髄液が入っています。その髄液が酸性に傾くと、骨からカルシウムが出てきてマイナスイオンを提供し、中和しようとします。そのカルシウムが骨に沈着すると脊柱管狭窄症になり、下肢のしびれ、排尿障害、坐骨神経痛などの症状を引き起こします。

同じように、**脳脊髄液が酸性に傾いていると、脳からミネラルが出てマイナスイオンを提供し、中和させようとした結果、アミロイドβタンパクが作られているのではないかと考えています。**

このように、認知症と脳脊髄液の関係に注目している脳専門の先生方はまだほとんどいません。脳脊髄液がちゃんと循環しているという前提で、認知症の予防や治療について論じているのが現状です。

そもそも脳脊髄液の循環を調べる検査機器が日本には今のところないので、仕方がないのかもしれません。

しかし私は、認知症の発端は、脳脊髄液の滞りや汚れにあると、たくさんの患者さんを診てきた経験から自信を持って言うことができます。

ポイント

脳脊髄液が酸性に傾くとさまざまな不調を引き起こす。

食いしばりがポンプ作用の補完をしている？

それにしても、人はなぜ食いしばりをするのでしょうか。

その原因は諸説あります。私は食いしばりによって心臓のポンピングを助けているのではないかと考えています。

睡眠中の心臓は、血液を押し出すポンプ作用が弱くなっています。そのとき、首に凝りがあると、脳に血液を送れなくなり、脳が酸欠を起こしてしまいます。

それではまずいので、歯をグッと食いしばることによって、頬にある咬筋《こうきん》という筋肉を収縮させ、血液や脳脊髄液の循環をよくしているのではないでしょうか。

ちょうどふくらはぎと同じメカニズムです。ふくらはぎは第二の心臓といわれ、ふくらはぎの筋肉が収縮することによって心臓から遠い下肢の血液を心臓に押し上げています。筋肉の中に血管がたくさん走っているので、筋肉を収縮させれば自動的に血行がよくなるのです。

〝食いしばり＝ポンピング説〟を裏づけるかのように、体が冷えている人、ストレスを感じている人は、私が見るところ、必ず食いしばりをしています。

冷えやストレスは、血管を収縮させて血行を悪くします。だから、夜中に食いしばりをして、血液、脳脊髄液の循環を助けていると考えます。

以上、認知症の隠れた原因について言及してきましたが、まとめますと、

①加齢とともに奥歯がなくなり、睡眠中の食いしばりによって頭の反り返り現象が起こる。

頭の反り返りによって頸椎にブロックがかかり、脳脊髄液の循環が悪くなり、脳内圧が上がって海馬を圧迫し、記憶力の低下を招いていると考えられます。

②年齢とともに脳脊髄液が汚れてくることによって、脳の電気の流れが悪くなる。

この2つがあると私は考えています。

このように書くと、認知症はもはや防ぎようがないというイメージですが、決してそうではありません。

第3章で説明する「夜」の過ごし方を守っていただければ、今からでも認知症のリスクを減らしていけます。

ポイント

食いしばりの原因は心臓のポンプの補完作用？

ケース 3

めまい、ふらつき、不眠、無呼吸は認知症予備群!?

Y・Kさん［71歳 沖縄県 女性］

症状

めまい
顎関節症

15年くらい前からめまいに悩まされるようになりました。めまいが起こると吐いてしまい、救急搬送されたこともあります。脳神経外科、耳鼻咽喉科、整形外科で診てもらいましたが、「軽い頸椎症でしょう」と言われ、対症療法しかしてもらえませんでした。

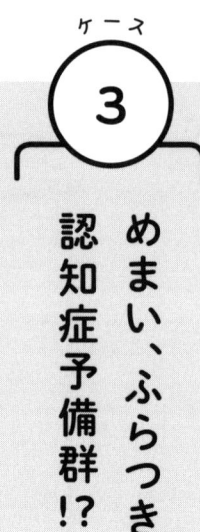

めまいが起こるのは、最初のうちは1年に1回くらいでしたが、それが3カ月に1回と次第に頻度が高くなってきたことや、病院で点滴をしてもらっても改善しなくなってきたことに、不安を感じるようになりました。

そんなとき、宮城先生のことを新聞で知り、先生の講演会に行きました。テーマは顎関節症です。講演後、先生とお話しすることができ、自分の症状を伝えたところ、「下の歯が何本か欠けているため、寝ている間の噛み合わせが悪く、顎関節症になっていますね。クリニックに来てくださいね」と言われました。

私は藁にもすがる思いで先生のクリニックを訪れ、治療してもらうことにしました。マーテルマウスピースをはめたところ、3〜4日後に自分の噛み合わせがしっくりくるという実感がありました。左の奥歯がずっとグラグラしていて、「そのうち抜かなくちゃ」と思っていたのに、いつの間にかグラグラしなくなっていました。

実は、私は自分の歯に自信を持っていました。中学生のころは健康な歯を表彰されたこともあるし、「歯の女王様」として新聞に載ったこともあります。70歳を過ぎた今も、28本残っています。しかし、「夜の噛み合わせ」が悪かったというのは、本当に意外でした。

現在も1カ月に1回、クリニックに通っています。先生に首ほぐしをしてもらうとスッキリします。首わしづかみを自分でもやっていて、以前は触ると硬かった首のあたりが、最近は少し柔らかくなってきたと感じています。マーテルマウスピースは、睡眠中だけでなく、ＰＣ作業をするときもはめています。

以前はみなさんにご迷惑をかけるのではないかと、旅行も行ったことがなかったのですが、昨年は、マウスピースを持って湯布院に行きました。

めまいのつらさは、本人にしかわかりません。

宮城先生のおかげで、めまいから解放され、感謝、感謝です。

まーてる先生コメント

めまい、ふらつきの原因の多くは、耳の三半規管のリンパ液（脳脊髄液）の内圧上昇であると考えられます。その原因が、歯の噛み合わせの不具合からくる顎関節症です。つまり、顎関節症から夜間の食いしばり、頭の反り返りを招き、脳脊髄液循環障害を引き起こします。脳脊髄液の循環が悪くなると三半規管の内圧が上がり、めまい、ふらつき、メニエール病の症状が出るとともに、不眠症や認知症へもつながりやすくなります。

「首わしづかみ」で健康を取り戻しました！

ケース 4

首わしづかみで無呼吸と、もの忘れが改善

N・Nさん［71歳 沖縄県 女性］

症状

無呼吸症候群
もの忘れ

１年ほど前から、人の顔はわかるのにどうしても名前が思い出せないということが続くようになりました。道で誰かと会っても、相手の名前が出てこないので、適当に話を合わせるようにしていました。

同じころ、呼吸器科で睡眠時無呼吸症候群の検査をしてもらったときに「酸素が十分脳に行き届いていないので、もの忘れの症状が出ているかもしれませんよ」と言われ、睡眠時に着用するためのマウスピースを作りました。

無呼吸を治してもの忘れを改善させたいと思っていたところ、友だちが「私の無呼吸を治してくれた先生だよ」と教えてくれたのが宮城先生です。そこで何とかしたい

一念で宮城先生のクリニックに通うことにしました。

宮城先生の治療は、首、耳の裏、頭など、肩から上をマッサージすることから始まります。最初のうちは筋肉が凝り固まっていたのか、すごく痛かったのです。でも、週に1回、10回ほど通ううちに少しずつ慣れ、人の名前もすぐに思い出せるようになりました。

現在も宮城先生の治療を継続中で、呼吸器科で作ったマウスピースと、宮城先生のところで作ったマーテルマウスピースの両方をはめて寝ています。

宮城先生のところで無呼吸が治った人がたくさんいるので、私も治るまで治療を続けたいと思います。

まーてる先生コメント

睡眠時無呼吸症候群の方は「認知症」に至るケースが多く、脳の酸欠や血流の低下が原因と考えられます。マーテルマウスピースの装着、首わしづかみ、あごを引いて寝ることでいびきが改善され、無呼吸症候群も改善されやすくなります。同時に、海馬の機能低下であるもの忘れがよくなるのも、脳の血流や脳脊髄液の状態が改善されたからと考えられます。

第3章

認知症にならない「夜」の習慣

「夜」の習慣

1

入浴前に必ず首わしづかみをする

認知症の原因の1つに、脳脊髄液の循環が悪くなることがあると、繰り返し述べてきました。

認知症を予防する夜の習慣は、脳脊髄液の循環を改善することに主眼を置いています。

1つ目の習慣は、入浴です。

お湯に入って体を温めると、血液や脳脊髄液の循環がよくなります。ですから、シャワーだけで済ますのではなく、ぜひ湯船に入っていただきたいと思います。

湯船に入るのが難しい場合は、足湯もいいですよ！

ただし、体を温める前に絶対にやっておいていただきたいことがあります。
それは、首の開通工事、すなわち首のわしづかみです。

首のわしづかみをせずに、首が凝ったまま、温泉や湯船に長時間浸《つ》かると、どうなると思いますか？

体が温まって一気に血液の循環がよくなりますが、首が凝っているものだから、本来、頭に回るべき血液が心臓に逆流して、心不全を起こしてしまうと考えられるのです。

そもそも湯船で心不全を起こす人というのは、だいたい血圧が高く、血液の流れをよくする薬を飲んで血圧を下げています。

「私は、本当は血圧が180くらいだけれど、この薬を飲んでいるから、130くらいに下がっているよ」という状態になっているわけです。

その状態で、いきなり湯船に入ってしまうと、より一層血流がよくなります。

しかし、首が凝って内頸静脈は圧迫されているので、心臓から脳へ送ろうとした血液が首凝りのせいで、猛烈な勢いで逆流し、その結果、心不全を起こすリスクが跳ね上がります。

湯船に入る前は首のわしづかみをして、血液の循環を改善させる。これはもう、鉄則です。それだけで、年間何万人と助かるはずです。

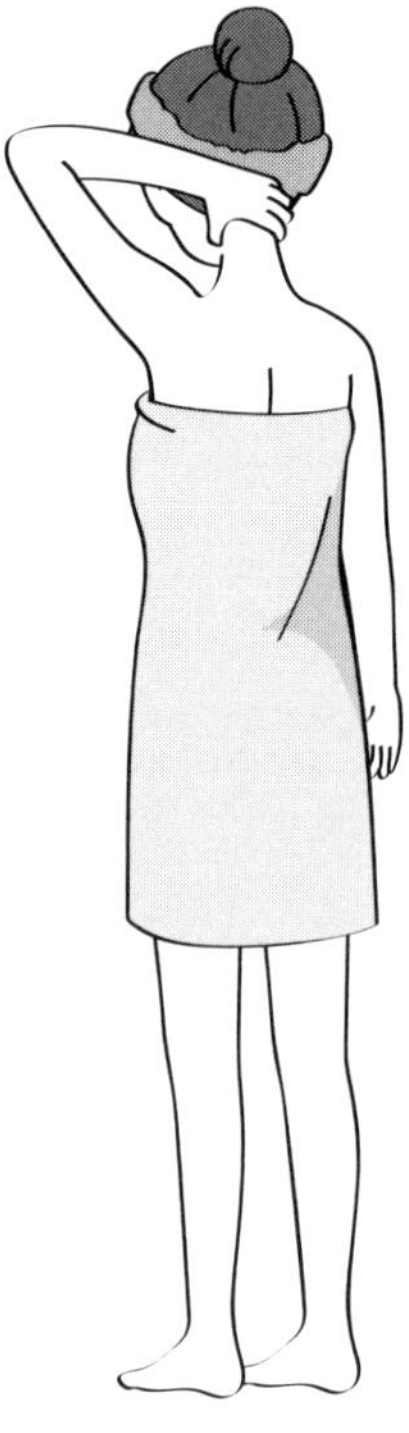

入浴前には必ず首わしづかみを。

もう1つ、入浴時の注意があります。

足がつる、痙攣《けいれん》するという人は、湯船に入ってはいけません。第4章で詳しく説明しますが、足のつりや痙攣は、ミネラル不足、特にマグネシウムが不足気味で、心臓も弱っている危険性を知らせるサインだからです。マグネシウム不足は塩分不足を意味します。

体を温める前の首のわしづかみは、入浴に限った話ではありません。肩揉みや、スポーツの前も同様です。

実は肩揉みをすると、脳に血が行きすぎて、脳内出血を起こす人がいます。本当は、首のわしづかみをしてから、肩揉みをしないとダメなのです。

まず、血液が心臓に戻るための内頸静脈を開放して、その後に肩の筋肉をほぐし、脳の血流や脳脊髄液の循環をよくする。これが正しい順番です。

また、ジョギングやマラソン中の心臓発作、くも膜下出血も、大半が首の凝りが原因と考えられます。心臓から脳への血流が阻害され、血液が逆流し、心臓発作を起こします。汗でマグネシウムが奪われたことも拍車をかけます。マグネシウム不足は、筋肉を痙攣させてしまうからです。

高齢者に限らず、40代以下の若い世代でも起こりますから、**運動する前には必ず首**

のわしづかみをしてください。汗をかく場合は塩分を補給しておくことも大切です。

ポイント

入浴、スポーツ、肩揉みの前には首わしづかみで循環の改善を。

「夜」の習慣

②

あごを引いた姿勢で寝る

「ラクだから」と頭が反り返った状態で寝ると、脳で作られた脳脊髄液の排出がうまくいきません。

正しい姿勢は、突き上げているあごを、ちょっと引いて寝ることです。

これだけで、脳で作られた脳脊髄液が、睡眠中に、頸椎を通って心臓に戻りやすくなります。脳脊髄液の循環障害を正すことができるのです。前述のように、脳脊髄液は脳の中（脳室）で１日５００ml産生されます。夜間、就寝中はそのうちの約１００mlが産生されると考えていいでしょう。

また、あごを引きすぎるとノドがつまったようになって苦しいので、軽く引くくらいにしておきます。

同時に、多くの人は首が慢性的に凝っていたり、頸椎がすでに歪んでいたりするので、首のわしづかみや首の後ろのストレッチをして、徹底的に首をほぐすこともやってください。

あごを引いて寝るのが苦しい、違和感があるという人は、すでに首が凝っている証拠です。

その場合は、マウスピースを使って噛み合わせを治していきます。

私が行っている「マーテルマウスピース療法」は、前歯は当てず、奥歯だけが当たる独自に開発したマウスピースを使うものです。

このマウスピースを使うと、奥歯でしっかりと夜中に噛みしめるので、頭の反り返りがなくなりますし、あごの関節疲労もとれやすくなるのです。

先日、あるテレビ番組が行ったアンケート調査によると、日本人の寝方で多い姿勢は、圧倒的に右向きだったそうです。

これは、日本人の多くに、頸椎に歪みがあることを示しています。

歪んでいる人は、ラクだから曲がっている方向に寝るのです。

右向きで寝ているという人は、ためしにうつぶせになり、左側に顔を向けてみてください。もし右に向けるよりも違和感がある、あるいは左に向けられないというなら、頸椎が歪んでいます。左向きで寝ている人も同様です。うつぶせになり、右側に顔を向けて違和感があれば頸椎が歪んでいる証拠です。

すでに脳脊髄液の循環が悪くなり、認知症予備群になっている可能性もあります。

横向きで寝るのは、整体や整骨の先生に言

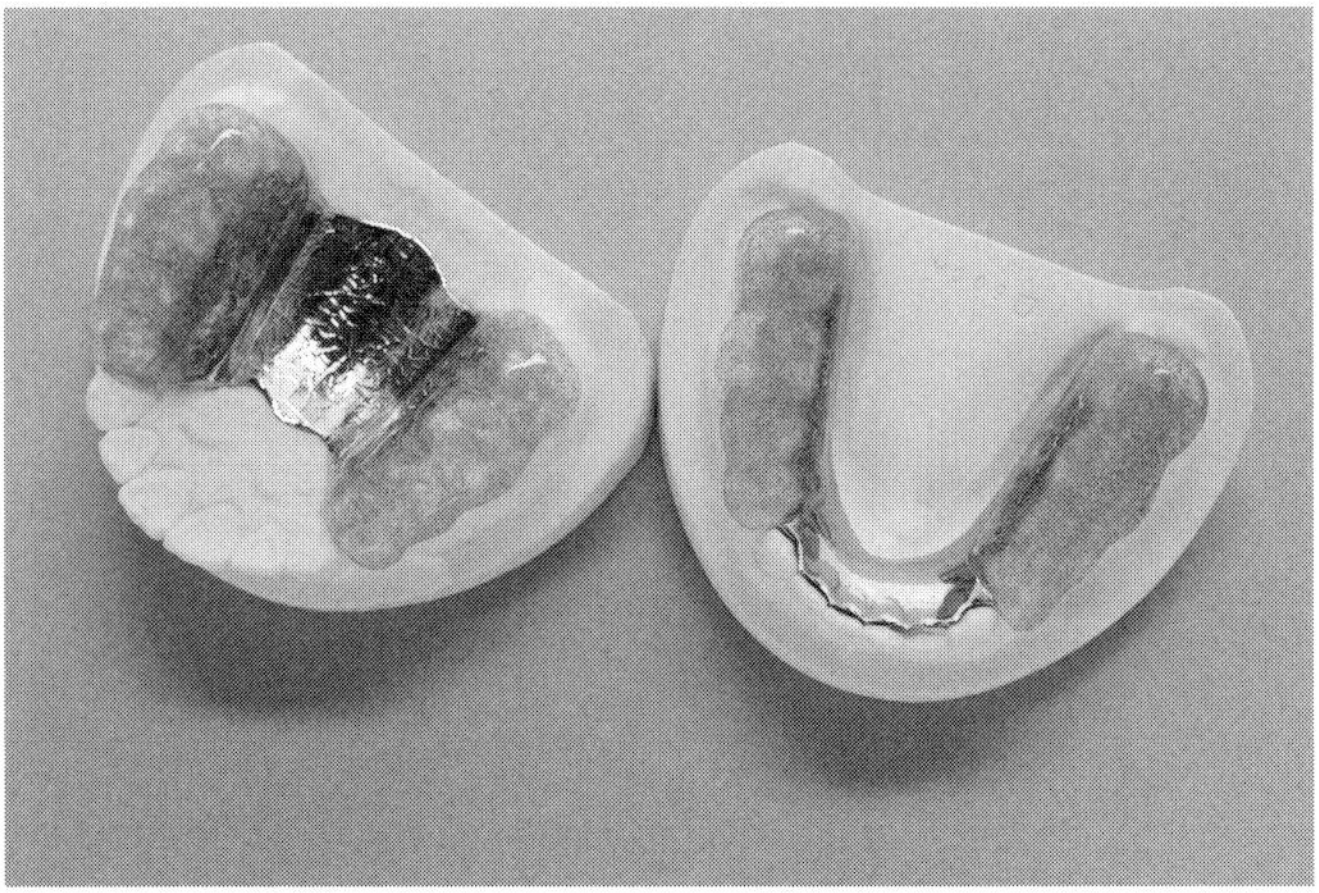

マーテルマウスピース

わせると、「言語道断！」だそうです。
もっと悪いのは、ソファで寝ることです。完全に全身の骨格が歪みます。

体の機能のことを考えると、仰向けで寝ないといけないのです。

では、うつぶせ寝はどうかというと、首のたるみやシワにつながると考えられますので、特に美容を気にする女性は、うつぶせで寝ないほうがよろしいかと思います。

首のわしづかみやストレッチで首をほぐし、さらにマッサージや整体などで筋肉をほぐしたり骨格を元に戻したりしながら、仰向けで寝られるように練習し、さらに熟睡できるようにしていきましょう。

ポイント

就寝前にわしづかみやストレッチで首をほぐす。
寝る姿勢は仰向けで、少しあごを引く。

「夜」の習慣

3

枕選びを間違うとお先マックラ！

仰向けに寝ているけれど、熟睡感がない、いびきをかいてしまうという人は、枕が合っていません。

いつも使っている枕にバスタオルを巻いて、少し高めに調節すると、あごを引いて寝られるようになります。

枕を２つ重ねて、上半身が少し起き上がるような体勢にしてもＯＫです。

病院の電動ベッドでリクライニングしているようなイメージです。この姿勢なら、脳脊髄液の循環がスムーズです。

一方、低反発の枕は、柔らかすぎて頭が沈み込み、完全に頭が反り返ってしまうため、おすすめしていません。それでも低反発の枕がいいという人は、バスタオルを下に敷いたり、巻いたりして高さを高めに調節するとよいでしょう。

多くの人が使っていて問題があるのは、後頭部だけに当たる枕です。首の後ろにあるブリッジが支えられないので、首が凝り、脳への血流が低下しやすくなります。

ですから首と頭をしっかり支えてくれる枕でなければいけません。日ごろから正しい枕で寝ることで、脳への血流が保たれ、頸椎の歪みを避けることができます。

冗談ではなく、「枕を間違えたらお先マックラ！」なのです。

患者さんのリクエストに応えて、私のクリニックでは、頭の反り返りを防止するための「マーテル枕」を株式会社丸八プロダクトさんと共同開発しました。

特徴は、円筒状の形をしており、頭が後ろに沈むことがないため、頭の反り返りもありません。また、中材はビーズを使用しておりますので、一人ひとり違う頭の形にも、細かいビーズがしっくりなじんでくれます。非常に熟睡できると評判です。

認知症の人は、大半が、今までに枕を何個か買っています。睡眠障害があるから、枕を変えて熟睡したいと思うのですね。

しかし、枕を買い替えるときに、首の状態がそもそも悪かったら、どんな枕を選んでも熟睡できるはずがありません。

ですから、枕を買い替える前に、首のわしづかみやストレッチをして、首を本来の状態に戻しておくことが大切なのです。

お店で枕を選ぶ前に、まず首のわしづかみをすることが、自分に合った枕選びのコツです。

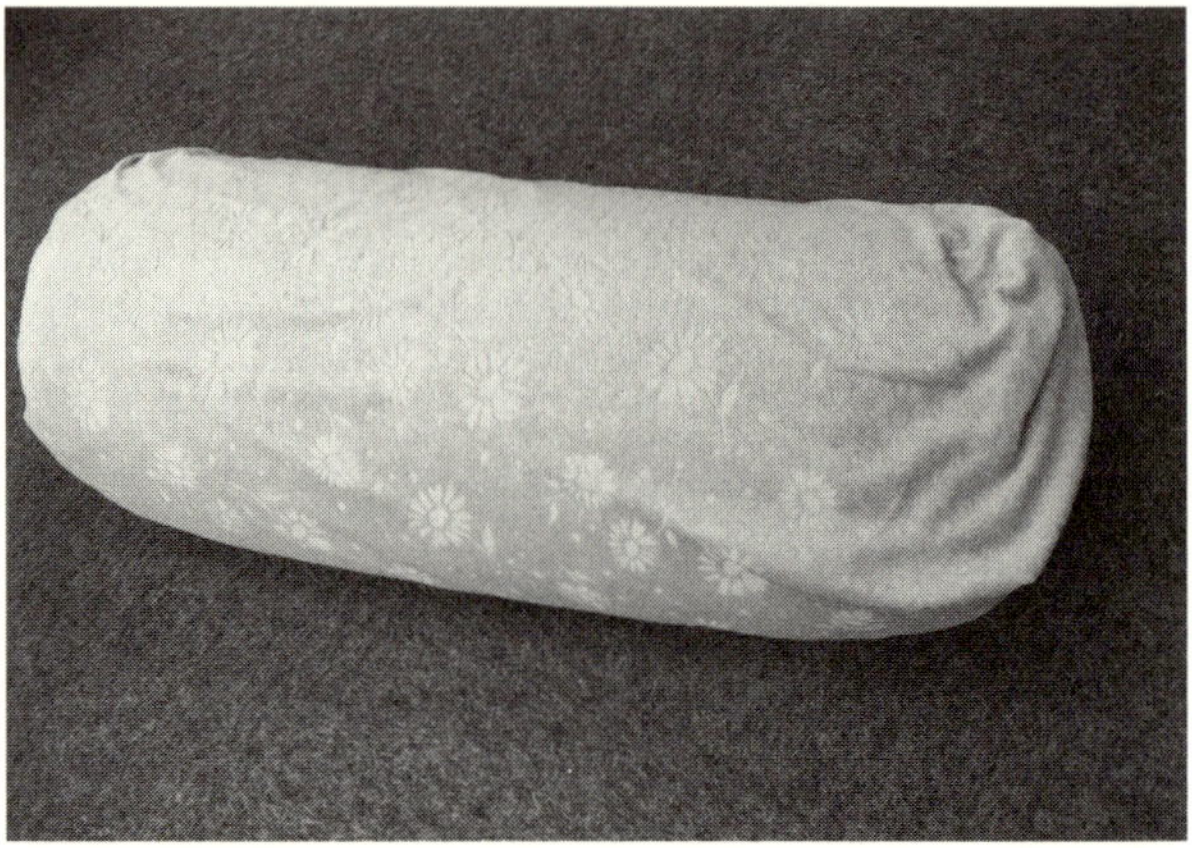

オリジナルの“マーテル枕„。円筒形で頭が沈み込まず、中材のビーズが一人ひとりの頭の形になじむため、熟睡できます。

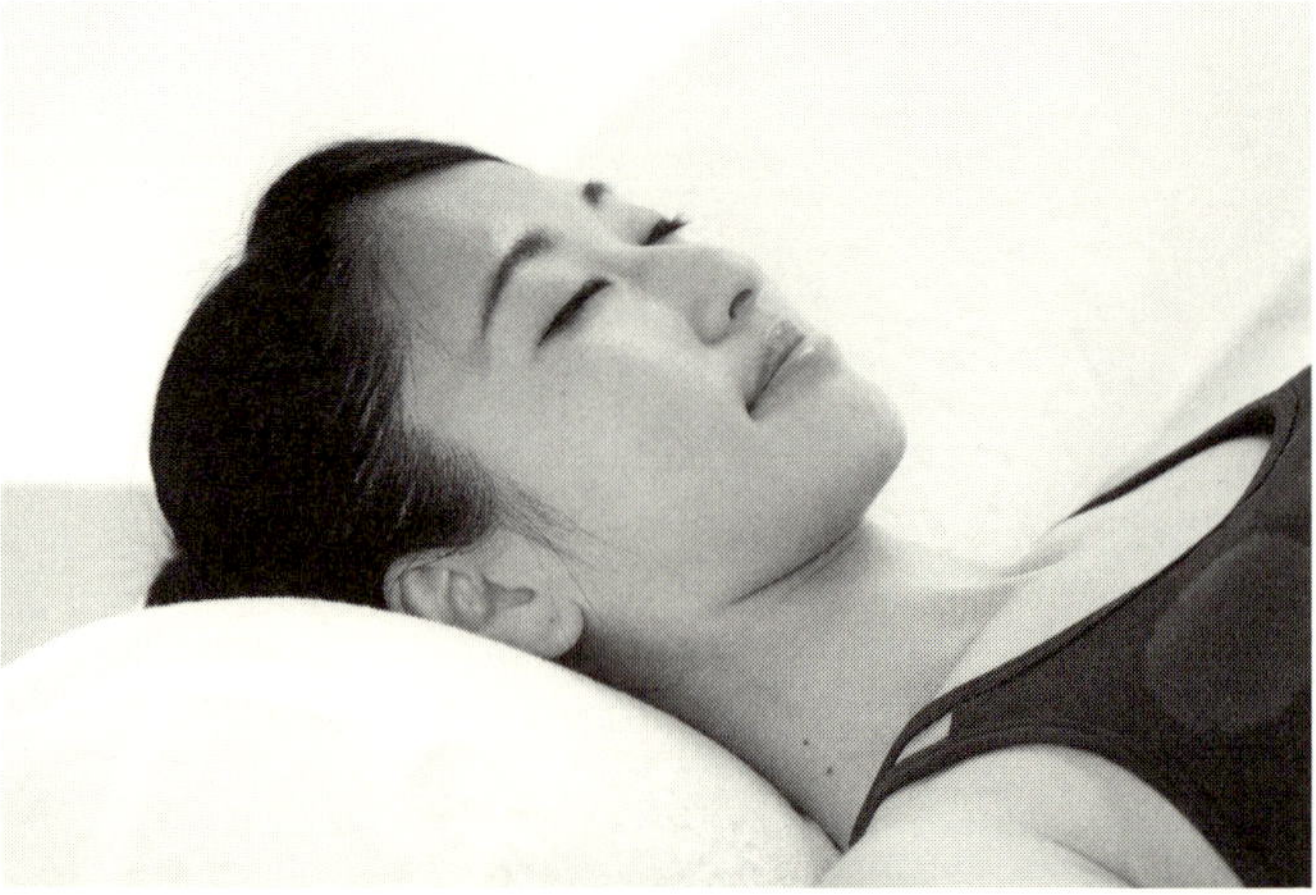

あごを引いて寝る姿勢が、脳脊髄液の循環をスムーズにして理想的。タオルなどで枕の高さをやや高めに調整し、睡眠中の首と頭を支えます。

ポイント

正しい枕が脳の血流と脳脊髄液の循環を促す。

「夜」の習慣

4

入れ歯は「はめて」寝る

入れ歯をしている人は、歯医者さんから「寝るときは入れ歯を外して寝ましょう」と指導されているのではないでしょうか。

その理由は、入れ歯を一日中はめていると口内の粘膜に負担がかかってしまったり、歯にバネがかかっていたりすると歯がもろくなりやすいと考えられているからです。

また、入れ歯自体が異物であり、入れっぱなしにしていると口の中が不潔になりやすいからともいわれています。

確かに、こうした理由は間違いではありません。

しかし、「人間は夜中に歯の食いしばりをする」という事実がすっぽり抜け落ちています。

正しくは、入れ歯はしたまま寝る。

入れ歯をして、睡眠中も奥歯でしっかりと噛めるようにする。そして、首をわしづかみにしてほぐす。枕の高さを上げて、あごを引いて寝る。これが大事です。脳脊髄液の循環も確保できますし、何より熟睡できます。熟睡できるかどうかのポイントは、脳の中で作られる脳脊髄液の循環と首からの排出がスムーズにいくかどうかなのです。

私は、寝方の指導をした上で総入れ歯の人にも「入れ歯をしたままで寝てください」と言っています。

ただ、部分入れ歯など、小さい入れ歯は、飲み込むと気道をふさぐなどして危険な場合もあるので、主治医の先生と相談した上で実行してください。

「夜の噛み合わせ」のところでも説明しましたが、奥歯がないと頭が反り返る原因となります。

特に左の奥歯がないのが最悪です。睡眠中、人間は左嚙みをしています。

なぜ左かといったら、脳と心臓をつなぐ太い内頸静脈が左側にあるからです。あるいは、心臓が左側にあるからかもしれません。

こうした理由から、脳と心臓の循環をスムーズにするために、人は無意識に左嚙みをしているのではないかと思います。

入れ歯を清潔に保つには、昼間30分くらい、入れ歯洗浄剤に浸けておくとよいでしょう。

入れ歯洗浄剤には、ばい菌を殺したり、カビの繁殖を抑えたりする作用があります。上手に利用してください。

ポイント

奥歯がないと首の反りの原因に。
入れ歯は昼間に30分洗浄で清潔に。

「夜」の習慣

5

夜中に３回以上トイレに起きる人は膀胱マッサージ

26ページのチェックでも紹介したように、夜中に3回以上起きる人は、脳脊髄液の循環障害や首からの排出障害が起こっている可能性が高いかもしれません。

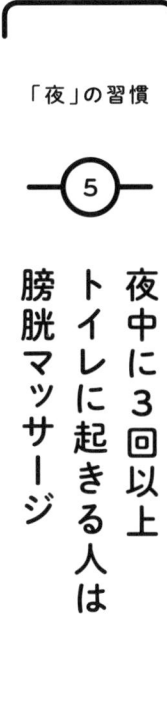

1回ならまだしも、2回からちょっと怪しくなり、3回起きるようになるとすでに頸椎が歪み、脳脊髄液の循環障害が起こっていると私は見ています。

夜中に何度も起きてトイレに行っても、日中はもっとたくさん出るのに、「あれ？これだけのために起きたの？」というくらい、量が少ない。なぜほとんど出ないのに起きてしまうのかというと、**脳内で滞っている脳脊髄液を流すために、脳がわざわざ起こしていると考えてよいでしょう。**繰り返しますが、脳脊髄液は24時間に約５００ml産生されており、夜間の脳脊髄液産生量は１００ml前後であろうと推察します。

夜間に何度もトイレに起きる理由はもう1つあります。

脳にある脳下垂体という場所からはさまざまなホルモンが分泌されています。その1つに「バソプレシン」があります。バソプレシンは夜中に分泌されて、尿意を催さないようにしています。健康な人はバソプレシンが十分分泌されているので、夜中に目覚めてトイレに行くことがありません。

しかし、**脳脊髄液の循環が悪い人は、脳の機能が低下しているので、バソプレシンの分泌が悪くなっています。そのためたびたびトイレに起きてしまうのです。**

首のわしづかみと適切な枕で、脳脊髄液の循環をよくすれば、夜中に起きる回数が減りますし、さらにお腹を温めると深い睡眠がとれやすくなります。

また、膀胱《ぼうこう》のマッサージも有効です。

やり方はとても簡単。片方の手を軽く握って「グー」の形にし、下腹部に押し当てながら円を描くようにマッサージします。

膀胱は筋肉でできた袋なので、ほかの部位と同様、年齢とともにだんだん筋肉が萎縮していきます。

このようにマッサージしてほぐすと、膀胱の筋肉が柔軟性を取り戻し、尿を十分に貯められるようになります。

ポイント

夜中の尿意は脳がわざわざ起こしている。
首わしづかみで「バソプレシン」の分泌を改善。
膀胱マッサージも有効。

筋肉の柔軟性を取り戻す
「膀胱マッサージ」

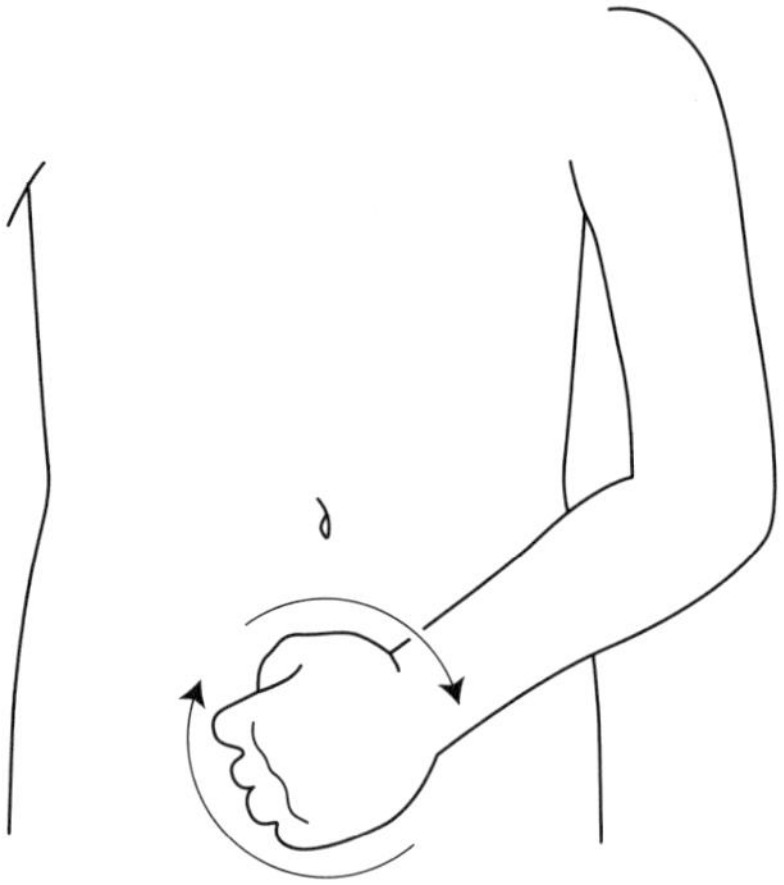

おへその下から下腹部にかけて軽く握った手でマッサージします。

「夜」の習慣

6

眠れないときにはサプリメントを利用してもよい

誰にでも、多かれ少なかれ、年齢とともに睡眠に問題が出てくるものです。

私のクリニックに来る患者さんたちも、「すぐに起きてしまう」「寝られない」「熟睡感がない」などと訴えられます。

そういう場合、睡眠によいとされるサプリメントを利用するのも1つの手です。

たとえば、「メラトニン」。国内では医薬品として使われているので、医師の処方箋が必要です。サプリメントとしては、海外から輸入する方法があります。

また、沖縄には「クワンソウ」という植物が生息しています。「眠り草」とも呼ばれている薬草で、なぜ眠れるようになるのか、その理由はまだはっきりとはわかっていませんが、沖縄では、クワンソウ茶として、そしてサプリメントとして広く普及し

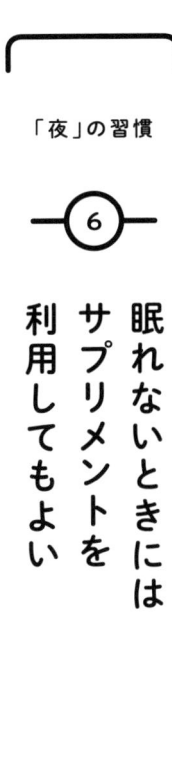

ています。

薬を処方してもらうなら、睡眠導入剤よりも、私なら精神安定剤をおすすめします。**安定剤には血液をサラサラにする作用があり、脳脊髄液の流れも改善させるので、眠れるようになるからです。**また、副作用もさほどないように思います。

さて、「理想的な睡眠時間はどれくらいですか？」という質問もよくいただきます。これにはいろいろな考え方があります。深く眠れば4〜5時間でいい、本人が日中、元気で活動できているなら、何時間でもいいなどさまざまです。

私も、後者の意見に賛成です。現在の私の睡眠時間は6〜7時間です。これくらいの睡眠時間が、私にはいちばん快適です。

1日を健康的に活動できるなら、それがその人の理想の睡眠時間かなと思います。特にお年寄りは、夜の睡眠時間が長かったり、睡眠時間は短いけれどお昼寝をしたりと、人それぞれですから。夜中、5時間一度も目を覚まさずに寝ることができれば合格でしょう。

ただ、子どもたちは、やっぱり寝ないといけません。身長は睡眠中に伸びるので、睡眠時間が長ければ長いほど、背が高くなるといわれています。

よい睡眠がとれたかどうかは、朝、起きて、目覚めのよしあしで見極めます。

朝、起きたばかりにもかかわらず、まだ眠たい、だるい、疲れているという人がいますが、これはよくありません。夜中に脳脊髄液の循環が悪くなっていたり、いびきをかいて息が止まっていたりしたせいで、睡眠が惰眠になってしまっているのです。

昼間、どうしても眠たいというのも夜中によい睡眠がとれていない証拠です。

睡眠は脳にとって欠かすことのできない時間です（脳細胞のトイレタイム！）。

認知症予防の観点からも、睡眠を改善することが効果的なのです。

もしあなたも睡眠に悩みがあるなら、この章に書いてあることを守り、良質な睡眠を手に入れてください。

そのためにも「首わしづかみ」なのです。

ポイント

メラトニンや沖縄の「クワンソウ」などサプリメントで睡眠改善。
睡眠の質は目覚めと日中の眠けで判断を。

「首わしづかみ」で健康を取り戻しました！

ケース5

年々大きくなっていた未破裂脳動脈瘤が小さくなった

Y・Mさん［79歳 北海道 女性］

症状

脳動脈瘤
いびき
頭痛

今から10年ほど前、脳に未破裂脳動脈瘤が見つかり、手術をすすめられました。破裂したら、くも膜下出血を起こし、最悪、命に関わる事態になるし、深刻な後遺症が生じる可能性もあります。でも、どうしても手術に踏み切れず、経過観察を続けていました。しかし、年々脳動脈瘤の大きさは少しずつ大きくなってきており、悩んでいました。

そんな中、友だちに誘われて宮城先生の講演会に行きました。講演後、宮城先生と直接お話しすることができ、「動脈瘤は、歯の噛み合わせと首凝りが原因です。脳の血流を改善し、血管内圧を下げることで脳動脈瘤は小さくなったり消えたりする場合もありますよ」と教えていただきました。

私は宮城先生の言葉を信じ、北海道から沖縄の宮城歯科クリニックを訪れ、治療を受けることにしました。治療で先生から首ほぐしをしていただくと、肩、首がとてもラクになります。マーテルマウスピースも作りました。

そのほか、自分でも食事に気をつけるなど、「血流がよくなる」と聞いたことをいろいろ試しました。

マウスピースを使い始めてから数カ月後、経過観察に行ったところ、動脈瘤のサイズが小さくなっていることがわかりました。マウスピースをはめ、首わしづかみをすることで睡眠中の血流がよくなり、動脈瘤の改善につながったのではないかと考えています。

最近では、宮城先生が開発された枕（マーテル枕）も使っています。朝起きたとき、口の中が乾燥していないので、口呼吸が改善し、いびきも減ってきました。

あのとき、思い切って先生に話しかけて本当によかったです。

まーてる先生コメント

初めてお会いしたとき、あまりにも首の凝りがひどく、頭痛があり、しかも脳動脈瘤もありました。私は即座に命の危険があると察知し、沖縄まで来ていただき、噛み合わせの治療をし、首わしづかみ法をお教えしました。結果、脳の血管内圧が下がり、脳動脈瘤が縮小したものと考えられます。

ケース6

パーキンソン病が改善して仕事にも復帰できた

T・Mさん［69歳 沖縄県 女性］

症状
めまい
ふらつき
不眠
肩凝り
顎関節症
パーキンソン病

2年ほど前、手の震えなどの症状があり、検査に行ったところ「パーキンソン病」と診断されました。やがて、うまく歩くことができなくなり、スタッフに抱えられるようにして歩くのが精いっぱいに。処方された睡眠薬を飲んでも20～30分に1回は目が覚めてしまい、昼間も寝ているという状態でした。保育園の代表という仕事からも、離れざるを得ませんでした。

そんなとき、宮城先生の本を読んだ娘が、先生のクリニックに連れていってくれました。最初の診察のとき、先生から「よくなりますよ」と言われてホッとしたのを覚えています。

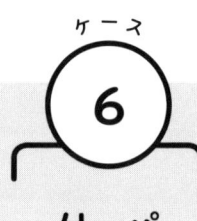

宮城先生のマウスピース（マーテルマウスピース）を初めてはめたときは違和感がありました。しかしすぐに慣れ、今は寝るときにはめていないほうが、違和感を覚えます。

初めは毎週通い、月に2回、月に1回と通院回数を減らし、現在は2カ月に1回通っています。1回の通院では15～20分ほど、首ほぐしなどの治療を受けます。治療後は、肩や首の痛みがとれてラクになります。

10回くらい通ってから、パーキンソン病の症状が改善し始め、1年後には震えもとれました。

今は首ほぐしのおかげか、薬を飲まずに熟睡できるようになり、とてもありがたいです。また、歩けるようにもなって、仕事にも復帰できました！

パーキンソン病の治療も並行し、薬の量を減らして飲んでいるところです。

宮城先生からは「ウォーキングをしてね」と言われているので、頑張って歩くようにしています。

歯医者さんがまさかパーキンソン病を治してくれるとは思わなくて、なかなか決断できずにいたのですが、「こんなことなら、もう少し早く行けばよかったね」と娘と笑いながら話しています。

まーてる先生コメント

パーキンソン病の方の場合、噛み合わせ治療、食・生活習慣指導、マーテルマウスピースによる顎関節治療、首わしづかみを行うことで、脳の血液循環、脳脊髄液の循環を改善することができるため、手の震えの改善がよく見受けられます。

第4章

認知症にならない食生活

食生活はダイレクトに血液に影響を与える

私のクリニックでは、診察した患者さんが、どういう食生活をしたらどんな病気になったのか、20年以上も記録し続けています。その数は、総勢2万人以上になりました。

そのうちの5千人分は、私自身が血液分析もしました。

採血したての血液をすぐに顕微鏡で確認すると、血液がサラサラなのか、ドロドロなのか、ドロドロであればどんなゴミが含まれているのかがよくわかります。今では患者さんから聞き取った食事の内容と血液の状態から、現在どこの臓器に問題があり、将来どういう病気に向かうのかを予測できるようになりました。

しかし、一般の病院では、お医者さんたちは病気を治すのが専門で、食事や栄養のことは守備範囲外。臨床栄養学は栄養士さんに任されています。

採血したばかりの血液をお医者さん自身が顕微鏡で見るということもやっていません。担当の検査技師が、採取した血液を別のところで見ています。

ですから、**食生活がどれほどダイレクトに血液に影響を与えるのか、お医者さんたちは意外と実感されていないのかもしれません。**

私は歯医者ですが、病気と栄養をリンクさせて、患者さんを治療したり、予防のアドバイスができたりするようになりたいと思い、ずいぶん研究してきました。

血液分析もその一環なのです。


以前、心臓弁膜症の60代の女性が、紹介で私のクリニックにやってきました。

病院の医師からは「もう手術しないと、命がないよ」とまで言われていましたが、彼女はどうしても手術をしたくなかったんですね。

私は、首のわしづかみで首の開通工事をし、食生活のアドバイスをしました。

すると1カ月後には、手術しなくてもいい状態にまで治ってしまいました。病院の先生は「何をしたの?」と、とても驚いていたそうです。

ほかにも、脳動脈瘤が消えたり、小さくなったりした人が何人もいらっしゃいます。

食事や栄養について、世間の常識が必ずしも正解とは限りません。

健康維持や認知症予防のためによいとされていることが、高齢者にとってはむしろ命を縮める場合もあるのです。

ですから、ぜひ正しい知識を持っていただきたいと思います。

ポイント

- 食生活から病気がつくられている。
- 首のわしづかみと食生活の見直しで、生活習慣病が改善する。
- 食事や栄養について世間の常識に惑わされず、正しい知識を持つことが重要。

卵……コレステロール神話はもう古い！ 卵は完全栄養食

コレステロールを気にして卵を食べない人がいますが、これは誤りです。**卵を食べてコレステロール値が上がった人は、私が診てきた2万人以上の患者さんの中には１人もいませんでした。**

実際、厚生労働省の「日本人の食事摂取基準（２０１５年版）」でコレステロールの目標量がなくなりました。これは、食品で摂取するコレステロール量が、直接、血中総コレステロールに反映することはないとわかったからです。

もちろん、１日に10個も食べれば話は別でしょう。しかし、3〜4個であれば、コレステロール値が上がることはありません。卵には、善玉コレステロール、悪玉コレステロールだけでなく、コレステロール値を下げる成分も入っていますから、「コレステロール値の上がりようがない」というのが正確なところです。

過去のデータからすると、運動不足で乳製品の摂取過多の方が、コレステロール値が上がりやすい傾向にあります。

よく考えてみると、卵からはヒヨコがかえります。つまり卵は幹細胞なのです。幹細胞ですから、生命に必要な栄養素をすべて含んでいると考えていいでしょう。また、卵には必要な栄養素がまんべんなく含まれているため、「完全栄養食」といわれています。

特に「コリン」という成分が豊富です。コリンは、アセチルコリンという、脳の中の情報伝達物質の材料になるものです。

こうしたことから、「**認知症になりたくなければ、卵を1日2〜3個は食べてください**」と私はアドバイスしています。認知症対策に卵は必須なのです。

ただし、どう食べるかが問題です。

固ゆでなのか、半熟なのか、生卵なのか、どれを選べばいいのでしょうか。

私のおすすめは、半熟です。

固ゆではなるべく避けたほうがよいでしょう。なぜかというと、１００度まで熱しているので、タンパク質が変性しているからです。

また、もし生で召し上がりたいなら、お値段の高い、いい卵にしてください。つまり「ヨード卵」とか、１個50円以上するような高級卵であればＯＫです。やっぱり卵も値段相応というわけです。

逆に、スーパーで安売りしている卵は要注意です。

高級卵と何が違うのかといえば、決定的に違うのが餌です。いい餌を食べているニワトリの卵が良質なのは決まっていますよね。

海外では、卵は生で食べないほうが賢明です。どんな餌を食べているニワトリが産んだのか、わかりませんから。

卵の選び方について、もう１つ。

「Lサイズのほうが大きくてお得」というイメージですが、実はLサイズの卵を産むのは、歳をとったニワトリだといわれています。

若いニワトリが産む卵は、サイズは小さいのですが、栄養素の観点から見れば、こちらのほうが豊富です。

ポイント

卵は幹細胞なので多くの必須栄養素を含む。
卵を食べてもコレステロール値は上がらない。
認知症になりたくなければ1日2~3個の卵を食べる。
卵の栄養素を壊さずに食べるなら、半熟がおすすめ。

目標量がなくなった日本人の
コレステロール摂取量

「日本人の食事摂取基準」とは？

摂取することが望ましいエネルギーおよび栄養素の量の基準を厚生労働大臣が定めたもの。5年ごとに改訂されている。

2010年版

コレステロールの目標量
1日につき　男性750mg未満 女性600mg未満

⇨

2015年版

コレステロールの目標量
男女ともなし

なくなった理由

体内のコレステロールの合成は、外部からの補給量に応じて肝臓が調節し、一定量に保っていることがわかったため。

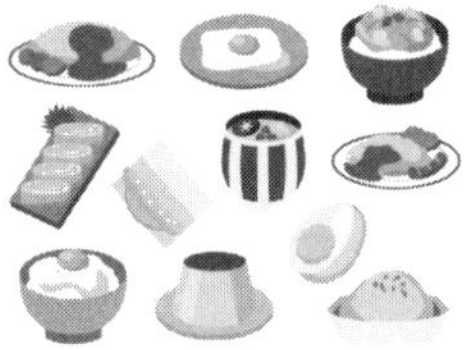

卵の摂取量と関連が認められないとされた疾患

・動脈硬化
・虚血性心疾患
・脳卒中
・冠動脈疾患

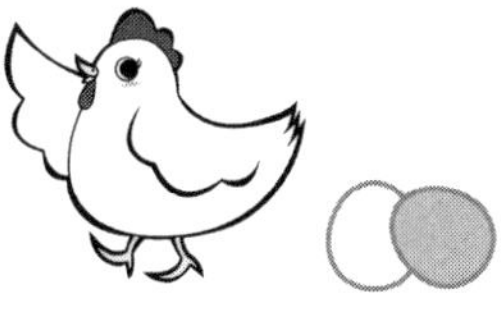

肉……生命活動の源となるアミノ酸の重要な補給源

一時期、「健康でいたければ肉を食べるな」というブームがありました。

しかし実際は、70歳以上で「お肉が大好き!」という人のほうが、調子がいいようです。こういう人は、肉に含まれるタンパク質を分解する酵素がよく出ているということなのです。基本的に胃が丈夫な人です。

また、タンパク質は分解されると「アミノ酸」になります。このアミノ酸が、年齢が上がれば上がるほど、大事になってくるのです。

その理由を説明しましょう。

タンパク質は、筋肉、皮膚、骨、髪、臓器など、体をつくっているだけでなく、栄養や血液、各種の酵素やホルモンを作ったり、抗体となって体を守ったりと、あらゆる生命活動に関わっています。

そのタンパク質の原料となっているのが20種類のアミノ酸です。

たった20種類のアミノ酸が、約10万種類ともいわれるタンパク質を構成しているのです。

このアミノ酸は、体の中で作ることができない「必須アミノ酸」と、体の中で作ることができる「非必須アミノ酸」に大別できます。

必須アミノ酸は毎日の食事から摂取しなければいけません。また非必須アミノ酸も、加齢によって産生量が低下していきます。

つまり、**高齢者ほどアミノ酸を積極的に摂ることが必要で、そのためにタンパク質＝お肉（鶏肉・豚肉・牛肉）を食べるべきなのです。**

タンパク質の補給源として、お魚を食べてもかまいません。

ただ、私は、お肉自体が悪者になってはいけないと考えています。

無理をして肉を食べることは避けてほしいのですが、肉を食べられないということは、体の冷えによる胃酸の分泌低下、消化酵素の分泌低下が考えられます。体の冷えを改善することをおすすめします。

ポイント

肉はアミノ酸の良質な補給源。
高齢者は無理をしない程度に肉を食べたほうがよい。

人体を構成するアミノ酸20

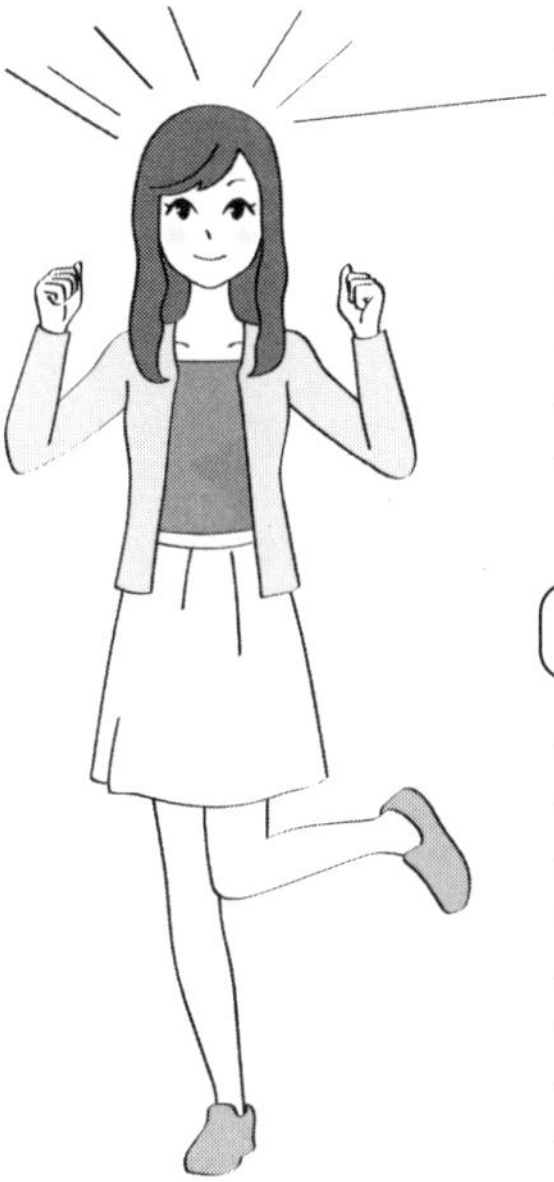

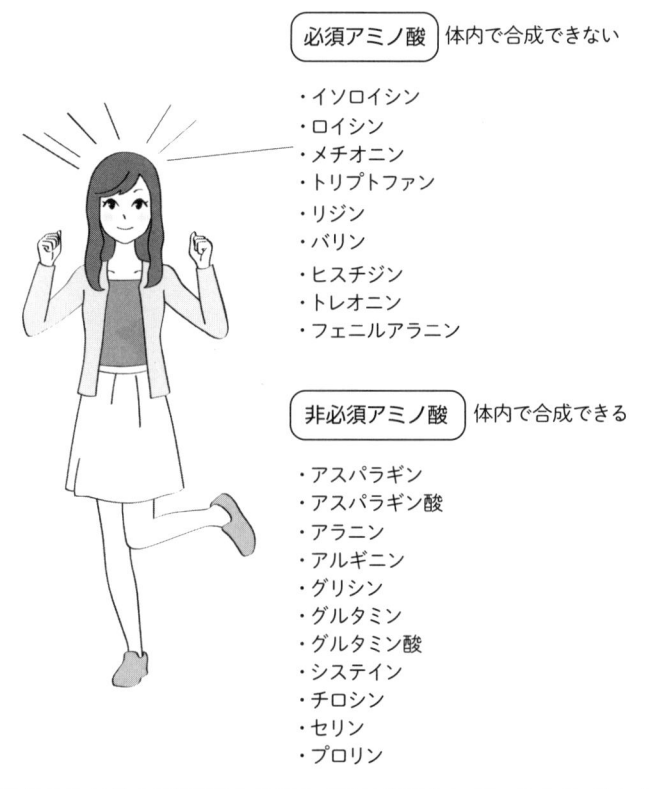

必須アミノ酸　体内で合成できない

・イソロイシン
・ロイシン
・メチオニン
・トリプトファン
・リジン
・バリン
・ヒスチジン
・トレオニン
・フェニルアラニン

非必須アミノ酸　体内で合成できる

・アスパラギン
・アスパラギン酸
・アラニン
・アルギニン
・グリシン
・グルタミン
・グルタミン酸
・システイン
・チロシン
・セリン
・プロリン

自然界には約500種類ものアミノ酸が発見されていますが、私たちの体の約10万種類のタンパク質を構成しているアミノ酸はわずか20種類しかありません。そのうち9種類が、体内での合成ができないまたは困難なため、食事で摂取する必要がある「必須アミノ酸」、11種類が体内で合成できる「非必須アミノ酸」です。

肉、魚、穀物などに含まれるタンパク質は、これらの20種類のアミノ酸に分解され、私たちの体内で再びタンパク質に組み替えられ、体をつくる材料となります。

牛肉に含まれる主な栄養素

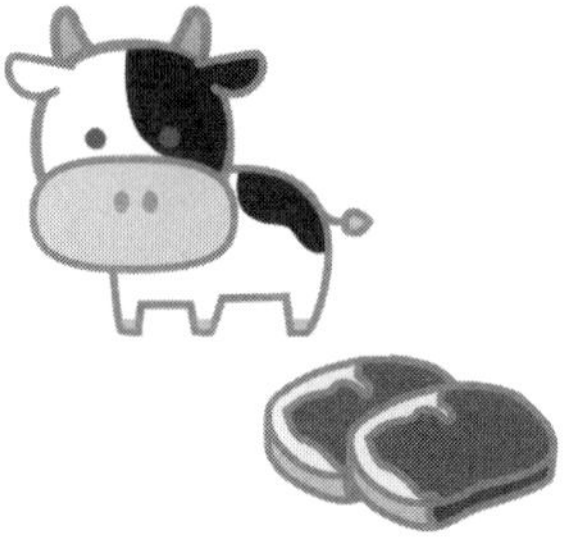

牛肉（和牛ヒレ100g）
- タンパク質……19.1g
- 脂質……………15.0g
- カリウム………340mg
- マグネシウム…22mg
- リン……………180mg
- 鉄………………2.5mg
- 亜鉛……………4.2mg
- ナイアシン……4.3mg
- 葉酸……………8μg
- エネルギー……223kcal

牛肉のタンパク質はアミノ酸の組成が人の筋肉に近いため、消化・吸収がよいことが特徴です。また穀物には少ない必須アミノ酸のリジンも豊富に含んでいます。

牛肉に豊富に含まれる鉄は「ヘム鉄」と呼ばれ、吸収率は植物性の食品に含まれる「非ヘム鉄」に比べて数倍もよいのが特徴です。亜鉛も多く含み、成長促進や味覚を正常に保つために役立ちます。

豚肉に含まれる主な栄養素

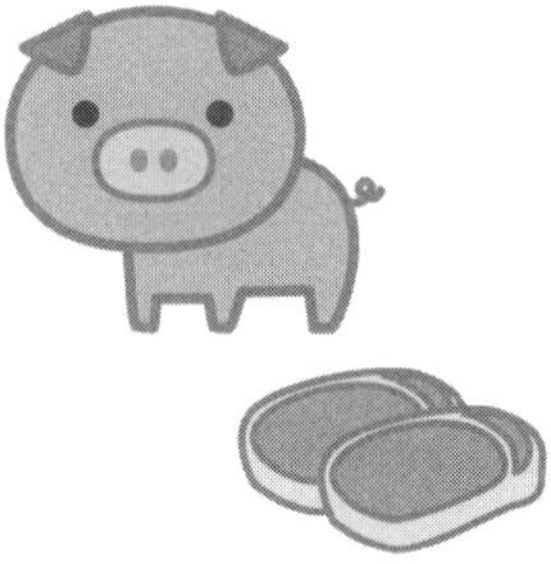

豚肉（大型種肩ロース脂身つき100g）
- タンパク質……17.1g
- 脂質……………19.2g
- カリウム………300mg
- マグネシウム…18mg
- リン……………160mg
- 亜鉛……………2.7mg
- ビタミンB_1…0.63mg
- ビタミンB_2…0.23mg
- ビタミンB_6…0.28mg
- ナイアシン…3.6mg
- 葉酸…………2μg
- エネルギー…253kcal

豚肉にはビタミンB_1が豊富に含まれています。その含有量は、牛肉や鶏肉の数倍も。ビタミンB_1は糖質をエネルギーに変えるときに働くため、「疲労回復のビタミン」とも呼ばれています。またアルコールが分解されるときにも必要な栄養素です。

鶏肉に含まれる主な栄養素

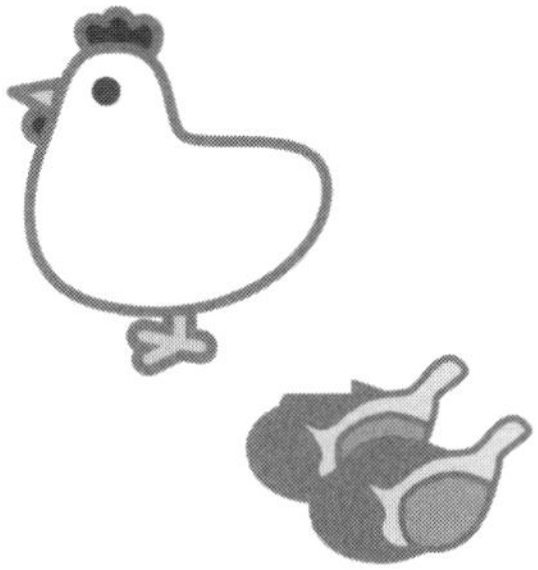

鶏肉（若鶏もも皮つき100g）
タンパク質……16.6g
脂質……………14.2g
カリウム………290mg
マグネシウム…21mg
リン……………170mg
亜鉛……………1.6mg
レチノール……40μg
ビタミンB_2…0.15mg
ビタミンB_6…0.25mg
葉酸…………13μg
エネルギー…204kcal

鶏肉は、皮をはいでしまえば、肉自体にほとんど脂身は残りません。特にささみは食肉の中でも有数の高タンパク低脂肪食品です。手羽先や骨つきもも肉など、骨のまわりの部分に皮膚、髪、爪の材料となるコラーゲンを多く含んでいるのも特徴です。

（参考／文部科学省「食品成分データベース」）

塩……ミネラルを補給し、心臓機能を維持する

汗をなめるとしょっぱいように、私たちの体の中には思っている以上に塩分が含まれています。

体内の塩分は、塩化物イオンとナトリウムイオンの状態で存在し、人体にとって非常に重要な役割を果たしています。

その1つが、消化と吸収を助けること。**体内の塩化物イオンは、胃酸の材料となって、胃の中で食べ物を消化したり殺菌したりしています。**ナトリウムイオンは、小腸で、食べ物から得た栄養を吸収するのに必要です。

また、細胞の働きを保つという役割もあります。私たちの体は、約37兆個もある細胞からできていて、その細胞は「細胞外液」という液に囲まれています。ナトリウム

イオンは細胞外液に多く含まれ、細胞の中と外の濃さのバランスを一定にして細胞が働けるようにしているのです。

そのほか、**ナトリウムイオンは神経細胞に働きかけ、刺激を脳に伝えたり、脳から筋肉に指令を出したりするのをサポートしています。**

このように、人体に不可欠な塩でありながら、「高血圧の原因は塩分の摂りすぎである」と長らくいわれてきたため、国を挙げての減塩ブームが今も続いています。しかし、一向に高血圧の患者さんが減りません。それどころか、**実は高血圧と塩の摂取には関係がないとする研究結果も報告されています。**むやみに減塩しても意味がないし、むしろ害になることさえあるのです。

その最たるものが、心臓発作です。

減塩をしていると、足がつることがあります。

塩の中にはマグネシウムが入っていて、マグネシウムは血管や筋肉を柔らかく弛緩《しかん》させる働きがあります。

減塩によって、そのマグネシウムが不足するため、筋肉が痙攣し、足がつるのです。

足のつりは、重大な警告です。次は「心臓発作が起こるよ」と教えているのです。

なぜなら心臓も筋肉でできているため、マグネシウム不足によって痙攣する可能性が十分にあるからです。

実際、私が診た患者さんの中で、心臓発作を起こした人の3割以上が、「発作の前に足がつった」と言っていました。高血圧を予防し、心臓に負担をかけないようにしようとわざわざ減塩したのに、逆の結果となってしまったわけです。

また、旦那様が高血圧、糖尿病ということで極端な減塩をしたため、奥様も減塩生活を強《し》いられ、マグネシウムが不足し、心臓発作を起こした人もいました。この人は運よくＡＥＤで一命をとりとめることができました。

さて、塩を摂るべきだといっても、どんな塩でもよいわけではありません。

おすすめしているのは、天然の海の塩です。マグネシウムをはじめ、人体に必要なミネラルが豊富に含まれています。塩の中のミネラルは、体内での吸収性がとてもいいのです。沖縄の「(株)青い海」のお塩は、沖縄の海水を使用し、良質で、大変おすすめです。

一方、避けるべきなのは、塩化ナトリウムの塩です。こちらはお値段が安いのですが、マグネシウムなど大事なミネラルが抜けています。塩化ナトリウムを過剰に摂取すると、ナトリウムを薄めようとして体の水分が血液に流れ込み、血管が膨張してむくみが発生。血管内圧が上昇して、血圧が上がってしまうのです。

健康長寿のためには、「減塩する」というよりも、「よい塩をしっかり摂る」というのが正解です。

塩分を控えすぎて足がよくつる方は、くれぐれも気をつけてください。

「塩は生命」です。

ポイント

高血圧と塩の摂取には関係がないという研究結果もある。
減塩によって足の筋肉がつり、心臓発作のリスクを高める可能性も。
ミネラル豊富な天然の海の塩を選ぶ。

体内の塩分量

体内の塩分量は、大人の場合、体重の0.3〜0.4%。体重60kgの成人は、体内の塩分量は約200gもあることになります。一方、子どもの場合は体重の約0.2%といわれています。

また、1ℓの血液中には約9gの塩が溶けています。骨にも塩分が含まれていて、血液中の塩分がなくなると溶け出し、塩分を補うなどしています。

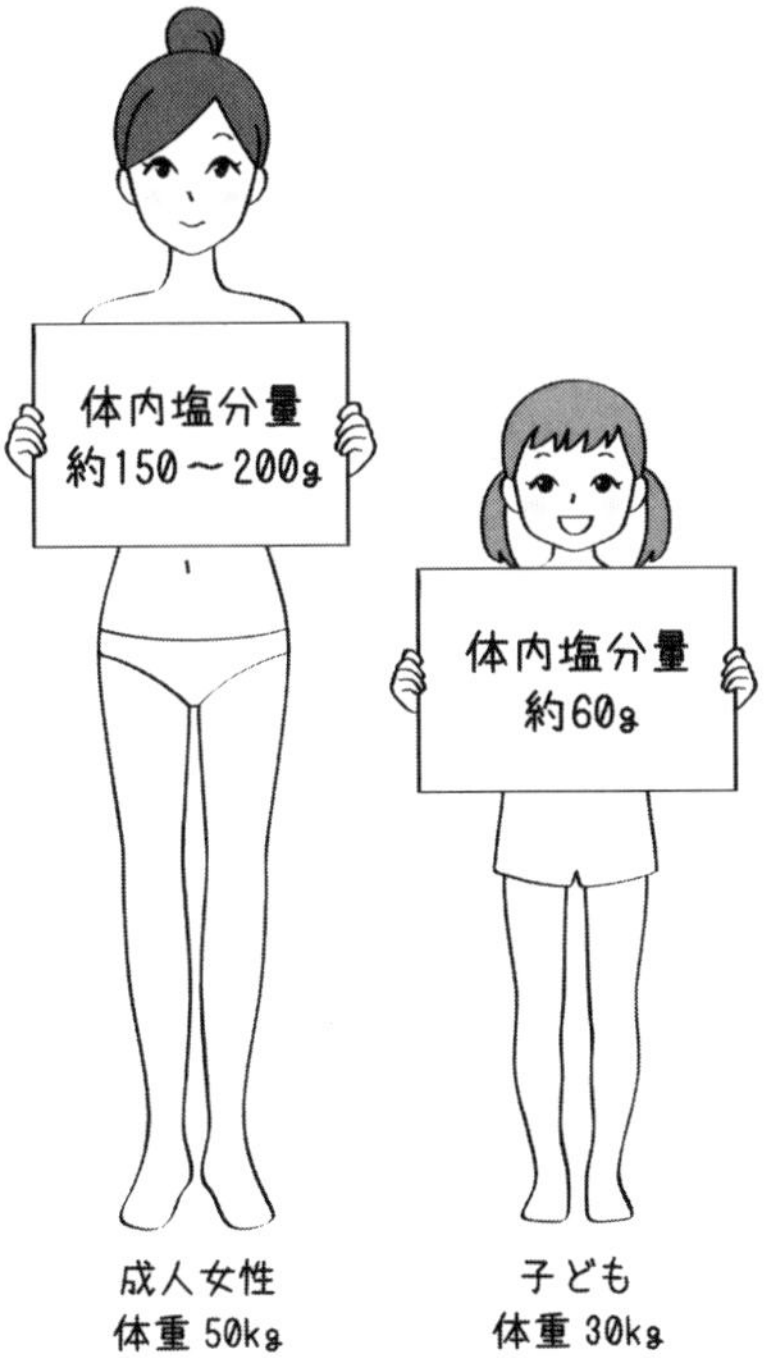

塩分が欠乏すると起こる症状

脱水症状（口の渇き、頭痛、吐き気など）、倦怠感、脱力感

油……調理にはオリーブオイルもいいけれどココナツオイルを

油も塩と同様、「減らすべきもの」と見なされがちです。

しかし、人間の体は水と油とタンパク質でできています。特に脳の組織は60％以上が脂質でできているといわれています。

また血管にとっても油は大切です。油不足になると血管の内壁の滑りが悪くなり、傷つきやすくなります。その傷をふさぐために血栓ができます。その血栓が脳の血管をつまらせると、脳に機能不全が生じ、認知症につながると考えられます。

ですから、「よい油」を適量摂ることが大切なのです。「よい油」の定義については、後ほど記します。

認知症の方の血液を顕微鏡で分析しますと、特徴があります。一般の方よりも、血液中に血栓が多く存在します。つまり、油の控えすぎにより血管内壁に傷ができやすくなるため、血栓が多くできたのだと考えます。余分な血栓は毛細血管の末梢をつまらせてしまうため、脳への影響もあるはずです。よい油の摂取は血栓を減らし、血液の流れをよくし、認知症予防につながります。

ここで、油の基礎知識をおさらいしておきましょう。

油に含まれている脂肪酸には、「飽和脂肪酸」と「不飽和脂肪酸」の2種類があります。

不飽和脂肪酸とは常温で液体、飽和脂肪酸とは常温で固体の油を指します。また、不飽和脂肪酸は酸化しやすく、飽和脂肪酸は酸化しにくいという特徴があります。

不飽和脂肪酸は、化学的な構造の違いから、「オメガ3、6、9」の3種類に分類されています。また、オメガ3、6は人間の体で作れないため「必須脂肪酸」とも呼ばれています。

脂肪酸（油脂）の種類

脂肪酸は、炭素、水素、酸素の3種類の原子で構成され、炭素の数や炭素同士の結びつき方の違いにより、さまざまな種類に分類されます。

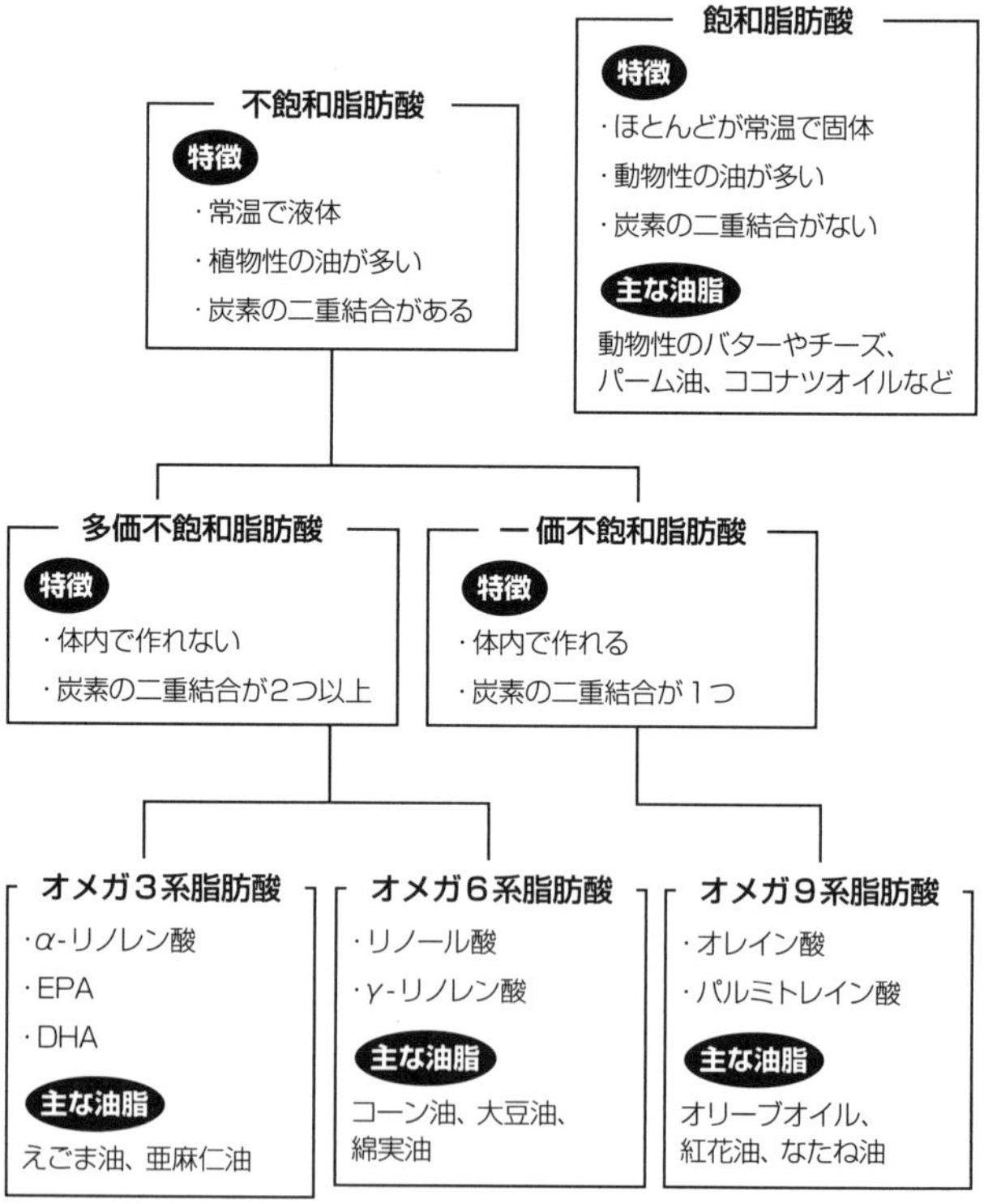

オメガ3系の油は、脳の中にあるシナプスという神経伝達に関する場所で使われています。認知症になりたくなければぜひ摂るべきです。

また、活性酸素を除去する作用や、炎症を抑える副腎皮質ホルモンの材料にもなります。

オメガ3系の脂肪酸としてＤＨＡやＥＰＡがあり、マグロ、ブリ、サバといった青魚や、亜麻仁油、麻の実油などに多く含まれています。

認知症予防の必需品となるサプリメントは「ＤＨＡ」ですが、中でもノルウェー産のタラ肝油、クランベリーシード、ザクロシードなどから抽出されたオメガ脂肪酸サプリメントがおすすめです。

また、ＤＨＡは目にとっても重要な成分ですので、歳とともに衰える目と脳には、ＤＨＡを補給することを強く強くおすすめします。

オメガ3系の油は熱に大変弱く、調理などで加熱するとすぐに酸化してしまいます。サプリメントかサラダにかけて摂るようにしましょう。
また摂取量が少ないとあまり意味がありません。サプリメントだと2～3粒では少ないため、1日大さじ2杯分の量を目安に摂取するとよいでしょう。

オメガ6系の代表的な脂肪酸はリノール酸です。サラダ油やてんぷら油など、身近な油に含まれています。必須脂肪酸ではありますが、酸化しやすいということと現代の日本人の食生活では摂りすぎには注意が必要です。

オメガ9系の脂肪酸はオレイン酸です。オリーブオイルなどに含まれています。「オリーブオイルは酸化しにくいので加熱調理するときに使うとよい」といわれていますが、不飽和脂肪酸ですから多少は酸化してしまいます。

そこで調理用の油として私がすすめているのは、飽和脂肪酸である「ココナッツオイル」です。

油を摂る際、いちばん大事なのは酸化しない油であることです。「よい油＝酸化しない油」であり、「悪い油＝酸化した油」であると、私は定義しています。**酸化した油を摂ると、血液中に「プラーク」というゴミを増やし、血流の妨げとなります。その結果、動脈硬化となり、心臓病や脳卒中などの重大な病気につながっていきます。**

酸化した油を摂ることによる悪影響は、大人に限りません。スーパーのお惣菜には酸化している油が使われていることが多く、レトルト、インスタント食品を含めて頻繁に食べている子どもはプラークが増えて、貧血などの症状を起こしている場合も見受けられます。

いっぽうココナツオイルは加熱してもほぼ酸化しないことから、患者さんにすすめていますし、実際に私も使っています。

ココナツオイルは、炒めものや油ものに使うほか、飲み物に入れて飲んでもよいでしょう。

なお、「ココナツオイルの味が気になる」という人には、ココナツの風味がないものもあるので、こちらを利用されてはいかがでしょうか。

ところで、「飽和脂肪酸は、体の中で固まりやすく、中性脂肪値やコレステロール値を上げるため、血液中に増えすぎると動脈硬化の原因になる」といわれています。

もちろん、摂りすぎるとコレステロール値の上昇につながりやすくなりますから、ココナッツオイルも適量を守って摂ることが非常に重要です。

それを踏まえた上で、**人間の体をつくっている油は、実は飽和脂肪酸であることをお伝えしたいと思います。私たちの肌も、飽和脂肪酸でできているので、酸化しないのです。**

自分で作れるから、「非必須脂肪酸」と呼ばれていますが、体に必要ないからではありません。それどころか、人間にとっていちばんに大事なものだからこそ、自分の体の中で製造ができるようになっているのです。飽和脂肪酸が不足すると、まず脳にダメージが及ぶでしょう。

飽和脂肪酸を十分に作った上で、自前で準備できないものは、外から補わないといいけない。それが「必須脂肪酸」と呼ばれる所以です。

アミノ酸も脂肪酸も、「必須」となっているものに目を奪われがちですが、人間が自分の体で作っているものをもっと大切にする視点が必要なのではないかと思います。

さて、避けるべき油の話もしておかなければいけません。

スナック菓子やファストフードで使われている代表的な油は「ショートニング」といって、人体にとって非常に悪い油です。

ショートニングは分解しづらいので、血管やリンパ管をつまらせ、動脈硬化の原因になるなどします。

また、アイスクリームを買うときも、成分表示を確認してください。「ラクトアイス」と書かれているものは、値段は安いのですが、これはあまり質のよくない油をうまく乳化して使っています。

「アイスクリーム」と書いてあれば、そう悪い油は使っていないはずです。しかし値段が高くなります。

その中間に「アイスミルク」がありますが、選ぶなら「アイスクリーム」にしましょう♪

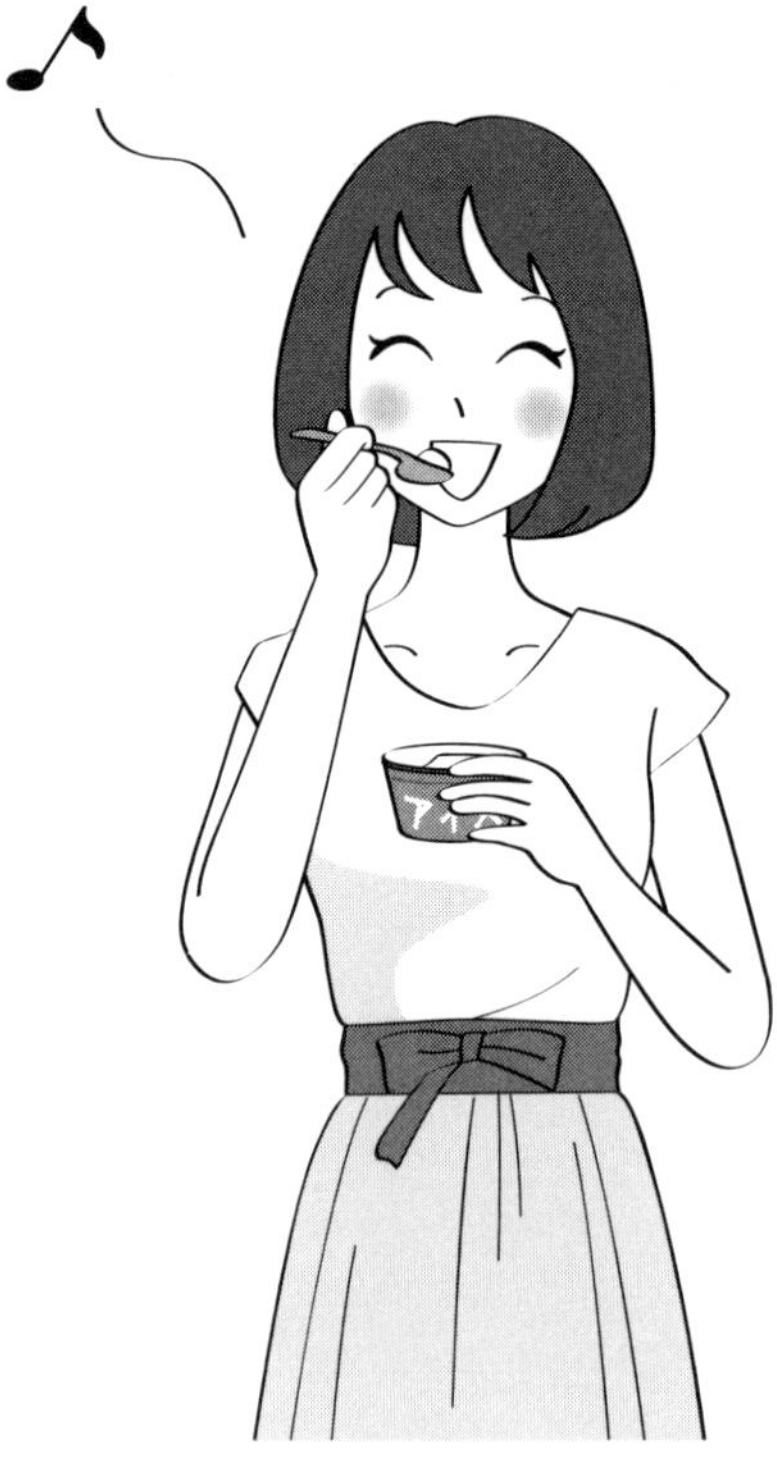

「アイスクリーム」と表示されているものを選びましょう。

ポイント

油を減らすのではなく、ＤＨＡなどのよい油を摂る。
「よい油＝酸化しない油」であり、ココナツオイルがおすすめ。
「ショートニング」は動脈硬化の原因となるので控える。

水……酸性に傾きがちな脳脊髄液をきれいな状態にする

歳をとってくると、なぜかみんなお茶を飲みたがるようになります。

なぜかというと、理由は簡単です。お茶を飲むと頭が冴えるからです。

たとえば、朝起きてコーヒーを飲むのが日課だという人もいるでしょう。

コーヒーに含まれるカフェインによる覚せい作用もありますが、コーヒーは電極を入れると電流がよく流れるのです。

ただのお水はあまり電気が流れないのですが、コーヒーにはあらゆる成分がたくさん入っているので、電気を流してくれるのです。カフェインの効果が表れる前に、通電作用によって、頭がスッキリするわけです。

このコーヒーと同じことが、お茶を飲んでも起きています。

歳をとってくると脳の電気の流れが悪くなるので、水よりも電気が流れやすいお茶を飲みたくなるのです。

しかし、お茶やコーヒーは酸性なので、本当は弱アルカリ〜中性であるべき脳脊髄液自体が、酸性に傾いてしまいます。

ですから、水分補給には、水を飲んでいただきたいと思っています。

よくいわれていることですが、認知症の方の特徴が「あまり水を飲まない」ことなのです。無理をしてでも水を飲みなさいとは言いませんが、お年寄りの場合、できれば1日最低1リットルくらいの水は飲むべきです。

酸性に傾いた脳脊髄液を戻す裏ワザとして、私は水素サプリメントを飲んでいます。

水素サプリはアルカリ性なので、酸性になっている状態を中和できるのです。

作ったばかりの水素水や還元水などでもよいでしょう。

水素サプリメント、水素水、還元水は、飲むタイミングが重要です。

基本は空腹時に飲むこと。

食後は、胃酸が出るので、水素サプリメントが中和されてしまったり、あるいは水素サプリメントが胃酸を中和して消化不良を起こしやすくなったりして、あまり意味がなくなってしまう場合があります。

ベストなタイミングは、起床時と就寝前です。

認知症の予防には、脳脊髄液の状態をきれいにしておくことが、1つのポイントになります。そのために、水や水素サプリメントを飲みます。

外出中にペットボトルのお茶を買うのが習慣になっている人は、脳脊髄液がかなり酸性に傾いている可能性があります。

今日からペットボトルを買うときは、お茶ではなく、お水を選ぶようにしましょう。

ポイント

脳脊髄液をきれいに保つためには、お茶より水を飲む。
酸性に傾いた脳脊髄液を戻すために、水素サプリメントを利用する。

体内の水分量

私たちの体は、想像以上に多くの水が含まれています。胎児では体重の約90%、新生児では約75%、子どもでは約70%、成人では60〜65%、高齢者では50〜55%を水が占めているといわれています。

成長するにしたがって水分の割合が減っていくのは、体に脂肪がついてくるから。脂肪の分だけ水の割合が少なくなってしまうのです。成人の水分量を見ると、女性のほうが水分量の割合が低くなっています。これは一般的に、男性より女性のほうが脂肪が多いからです。

高齢になるとさらに水分量は少なくなります。これは老化現象によって細胞内の水分量が低下していくためです。

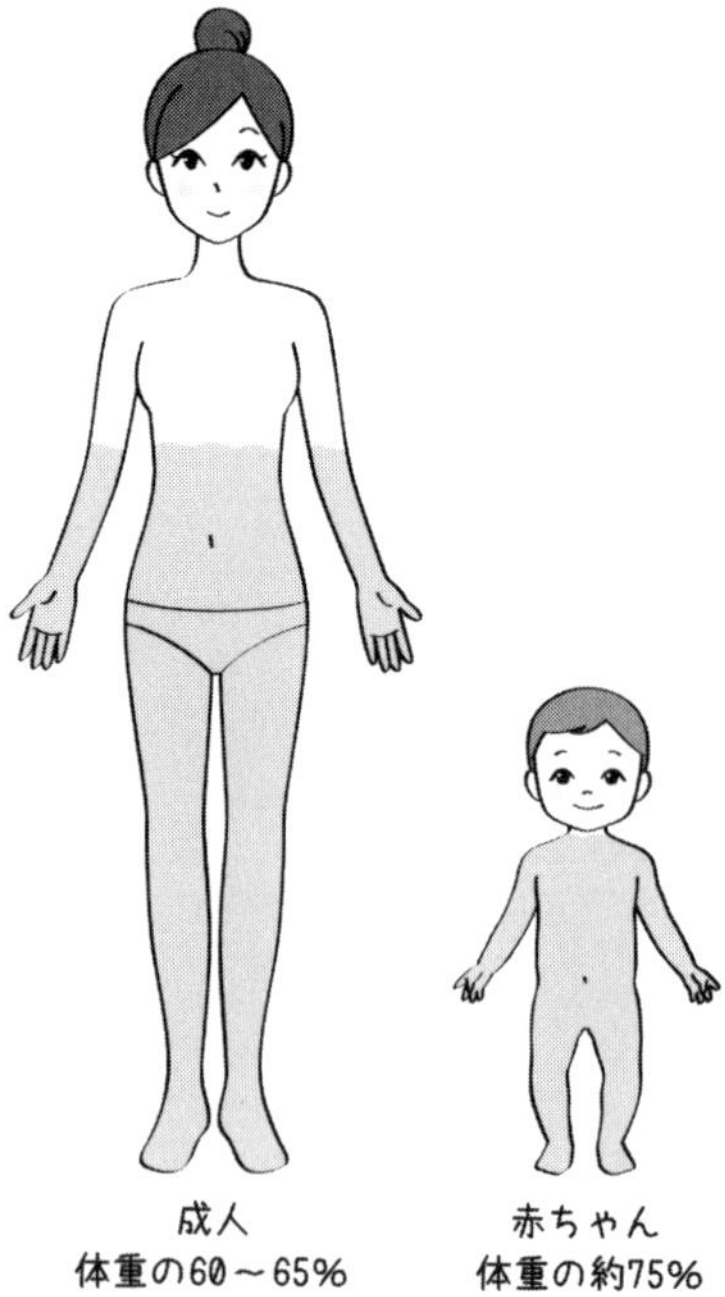

アルコール……人間はアルコールを摂取するようにできていない

「酒は百薬の長」といわれ、適量のお酒なら、食欲増進、ストレス緩和、血行促進などのよい効果があるとされています。

しかし、私は、基本的に人間はお酒を飲む動物ではないと考えています。

原始時代には日本酒やビール、泡盛など、ありませんでした。途中から登場したお酒に対して、人間の体がまだ対応しきれていないのです。

そこで肝臓に「あなたしかいないから、あなたがやって！」と、無理やりアルコールの解毒処理を任されている状態です。

体が対応していないということに加え、もう１つお酒を飲むデメリットがあります。

それは、脳脊髄液自体が汚れることです。

脳脊髄液は血液から作られているので、酸性のアルコールを摂ると、やはり脳脊髄液もアルコールの影響で酸性化してしまうのです。

第2章でも述べたように、脳脊髄液が酸性化すると、脳の電流が悪くなります。だから、「認知症になりたくなかったらお酒は控える」、なのです。

とはいえ、まったくお酒を飲まないというのも寂しいものですよね。だから、私は、1週間に1～2回は飲んでもいいとしています。ただ、毎日飲むのは、絶対にいけません！

ただし、毎日汗をかくぐらいの運動（ジョギングなど）をしている方は、アルコールの解毒力が高くなっています。お酒を飲みたい方はそれなりの運動を毎日することです。

ポイント

アルコールは脳脊髄液を酸性化させる。

もしお酒を飲みたいなら週に１～２回、適量を厳守するか、それなりの運動を毎日すること。

お酒の1単位（純アルコール20g）を
換算すると

ビール
（アルコール度数５度）

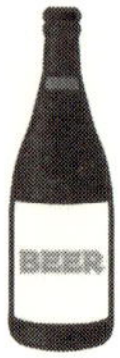

中びん１本
500ml

日本酒
（アルコール度数 15 度）

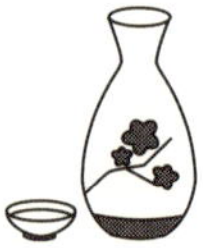

1合
180ml

焼酎
（アルコール度数 25 度）

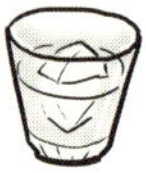

0.6 合
約 110ml

ウィスキー
（アルコール度数 43 度）

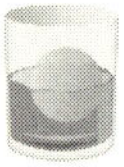

ダブル１杯
60ml

ワイン
（アルコール度数 14 度）

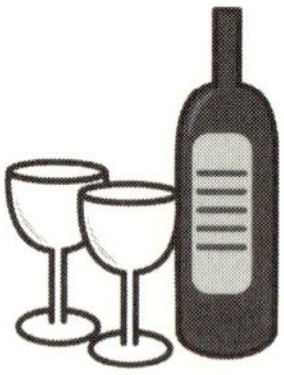

グラス２杯
約 180ml

缶チューハイ
（アルコール度数５度）

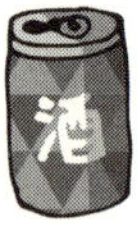

1.5 缶
525ml

アルコール量の計算

お酒の量（ml）×〔アルコール度数（%）÷100〕×0.8

酔いがさめるまでの時間

体重約60kgの人が1単位のお酒を30分以内で飲んだ場合、アルコールが体内から消失するまで約３～４時間、2単位の場合は約6～7時間かかります。個人差もあるため、体質的にお酒に弱い人や女性は、もっと長い時間がかかります。

ヨーグルト……リンパ管のつまり、白内障、胆石を作りやすい

「腸の調子を整える」「免疫力を高める」などとして、健康的なイメージのあるヨーグルトですが、運動もしないで摂りすぎることは禁物です。

ヨーグルトや牛乳などの乳製品を摂りすぎると、リンパ管のつまりをもたらします。これは過去20年にわたって食習慣のデータを集めた結果、わかったことです。甲状腺に問題のある方も、できれば乳製品は控えたほうがよいでしょう。

また、ヨーグルトによって胆石ができやすくなる場合もあります。運動不足、毎日乳製品、揚げもの、お茶・紅茶、お酒を摂り続けている人は要注意です。

女性の場合は、ヨーグルトを過剰摂取することで女性ホルモン過多になり、乳がんのリスクが高まるという指摘もあります。

さらに、ヨーグルト過剰摂取の問題点は、白内障の原因にもなりうるということです。ヨーグルトやチーズといった乳製品は、加工の段階で、乳糖がグルコースとガラクトースに分解されています。

グルコースは私たちのエネルギー源として重要な役割を果たします。一方、ガラクトースは吸収されますが、そのままでは使うことができず、ガラクトキナーゼなどの酵素が働いてグルコースに変換されてから利用されるのです。

このガラクトキナーゼという酵素は、ヨーロッパ人など一部の人たち以外は、離乳期を過ぎるとなくなってしまいます。日本人も成長するにつれ、ガラクトキナーゼを失います。

ここで問題になってくるのは、せっかく吸収されたガラクトースが、ガラクトキナーゼなどの酵素がないために、グルコースになれないことです。

実は、グルコースになれないガラクトースが目の水晶体にたまると、白内障の原因になるといわれているのです。

「白内障はお年寄りの目の病気」というイメージですが、近年では若い世代の白内障が見られるようになってきました。原因は、ヨーグルトの食べすぎにもあるのではないかと私は考えています。

もし乳製品を摂るなら、前提として、運動をすることです。運動の効果については、第5章に記します。

運動をしないのに、腸にいいからといって、毎日せっせと好きでもないのに牛乳やヨーグルトを無理にお摂りになるようなことは、やめていただきたいですね。

ポイント

- 運動もせずに乳製品を摂りすぎると、リンパ管がつまりやすくなったり胆石ができやすくなったりする。
- 女性の場合は、乳がんのリスクを高めるといわれている。
- 乳製品に含まれるガラクトースが水晶体にたまると白内障の原因となる。
- 良質のヨーグルト（『明治プロビオヨーグルトＲ－１』など）を見極めること。

体内での乳製品の分解

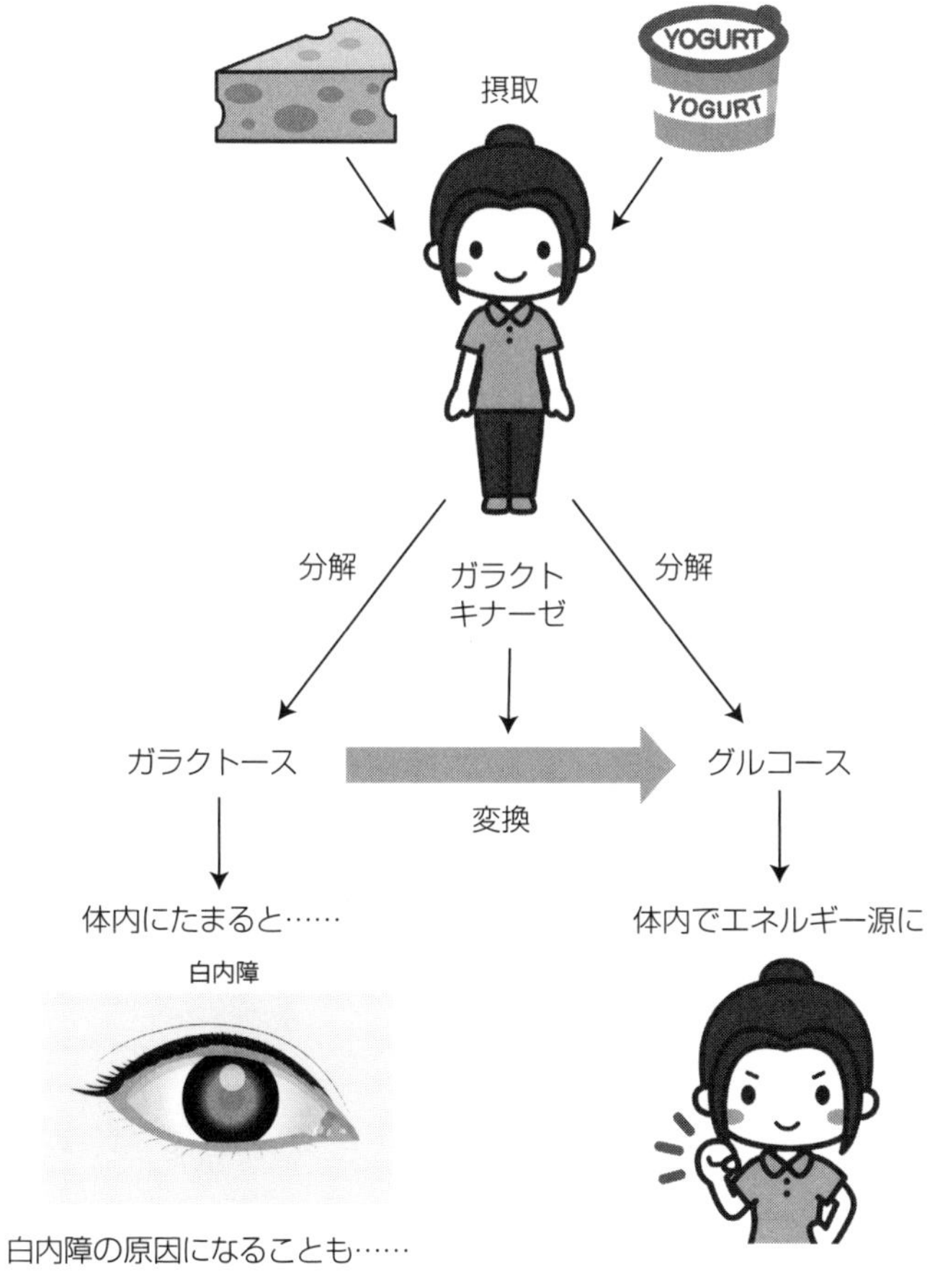
YOGURT
YOGURT
摂取
分解
ガラクト
キナーゼ
分解
ガラクトース
グルコース
変換
体内にたまると……
体内でエネルギー源に
白内障
白内障の原因になることも……

ケース 7

30年来悩まされていた原因不明のめまいが治った

K・Iさん［65歳 沖縄県 女性］

症状

頭痛
ふらつき　めまい
耳鳴り
肩凝り

30年来、めまいや耳鳴りに悩まされてきました。朝、目が覚めたらめまいがひどく、起き上がれない状態のときもありました。

一度手術もしたのですが、メニエール病ではないことがわかり、なぜこういう症状が起こるのか、どの病院に行っても原因がずっとわかりませんでした。

昨年、宮城先生が出ていたラジオ番組をたまたま聞いていて、その中で「耳鳴りが完治した」と先生がお話しされていたので、「私のめまいも治るかもしれない」と思い、クリニックに行ってみました。治療開始からしばらくは週に1回のペースで通いました。

マーテルマウスピースも作り、先生のアドバイスどおりに、横向きに寝ていたのを改めて仰向けに寝るようにしました。また、できるだけ首わしづかみでほぐすようにしていました。

するといつの間にか、めまいの症状が治まっていたのです。

私は毎朝ゴミ収集の仕事をしています。めまい止めの薬を持って仕事をする日々でしたが、今はその薬に頼ることもなくなりました。頭痛と耳鳴りが少し残っていますが、こちらも治まるのではないかと、楽しみにしています。

まーてる先生コメント

原因不明と診断された「めまい」は、耳の三半規管のリンパ液の内圧が上がることで引き起こされると考えられます。事実、首わしづかみによる首ほぐし、そして顎関節症の治療により、めまい、ふらつきが改善される方は多く、こういった症状をお持ちの患者さんにたいへん喜ばれております。脳脊髄液の循環が改善され、三半規管の内圧が下がった結果だと考えられます。

ケース 8

脳神経外科で治らなかった頭痛が、歯医者さんで治った

K・Yさん［52歳 沖縄県 女性］

症状

顎関節症　めまい
頭痛　いびき
耳鳴り　肩凝り
首凝り
左あご鳴り

2年くらい前から、あごの骨がずれて顎関節症になり、口を開けると痛むため、硬いものが食べられず、流動食のようなものを食べるようになりました。体にも歪みが現れて、足も腰も痛いという状態です。

歯医者さんにかかろうと思っても、当時は東京から沖縄に移ってきたばかりで、どのクリニックがいいのかわかりません。そんなとき、東京で通っていた歯医者さんから紹介されたのが、宮城先生のクリニックでした。

最初のカウンセリングでは、問診のほか、画像診断で脳脊髄液の状態も調べてもらいました。その結果、脳脊髄液の循環がかなり悪いことがわかったのです。

「めまいはありますか？　頭痛は？　耳鳴りは？」と先生に聞かれ、すべてあてはまっていました。

特に頭痛については、数十年にわたり悩んでいたのです。痛み止めを飲む回数も増え続けていました。

「すべて噛み合わせが原因ですよ」と先生に言われ、マーテルマウスピースを作ることにしました。

マーテルマウスピースを最初にはめたとき、頭の痛さや、あごがずれる感じ、首や肩の腱《けん》や筋肉が引っ張られる感じがスッと引いて、ラクになりました。また、意外なことに、視界が明るくなりました。沖縄に来てからずっと目がしょぼしょぼしていたので、紫外線が強いせいかと思っていましたが、噛み合わせが原因だったのかもしれません。

マーテルマウスピースをつけたとき、大きなものが口に入ったままになるため、最初は違和感がありましたが、１週間で慣れました。

先生からは「夜寝るときだけつけたらいいよ」と言われましたが、入れたとたん、頭痛がなくなり、耳鳴りもとれたので、今は食事のとき以外はずっとつけています。マーテルマウスピースは、前歯6本にはかかっていないので、他人から気づかれないんです。友だちとランチにいくときも、食べる前にさりげなくトイレに立って外し、食べた後またトイレではめています。

常時マーテルマウスピースを装着するようになって、頭痛からすっかり解放されていたのですが、去年の12月、多忙のせいか、1週間も頭痛が続きました。痛み止めを飲んでも偏頭痛が治まりません。脳神経外科でMRIを撮りましたが、やはり「異常なし」との診断でした。

宮城先生に診察してもらうと、首を触り「ここがずれて脳脊髄液がたまっているから、頭痛がするんですよ」と言って調整してくれました。

脳神経外科で治らなかった頭痛が、歯医者さんで治るなんて！ まーてる先生には感謝しかありません。

まーてる先生コメント

長年の頭痛がある方の多くは、噛み合わせの不具合からくる顎関節症、頸椎症を伴います。脳を循環した血液が心臓へ戻る通り道である内頸静脈圧迫による頭痛です。顎関節症の治療や首わしづかみにより首がほぐれ、脳の中の血流や脳脊髄液の循環が改善され、結果的に頭痛の改善につながります。

第5章

5つの原則で
100歳まで
ボケずに健康!

ここまでは、首の凝りと認知症の関係、認知症の予防に首のわしづかみが有効であることについて書いてきました。

しかし、せっかく認知症を予防していても、ほかの病気にかかって命を落としたり、QOLが低下してしまったりしたら残念ですよね。

そこで最後の章では、私がおすすめしている「100歳健康法の5原則」をお伝えします。

5原則とは、「首わしづかみ」「舌みがき」「お腹温め」「ふくらはぎ揉み」「運動」です。

どれも簡単にできますから、40歳を過ぎたら毎日実践していただきたいと思います。

①
首わしづかみ……
頭痛、耳鳴り、めまい、ふらつき、無呼吸症候群などにも効果あり

第一の原則は、「首わしづかみ」です。内頸静脈のつまりをとることは、以下のような不調を改善し、健康な体づくりのベースとなります。

〈頭痛〉


原因となるほかの病気がなく、繰り返し起こる頭痛を「慢性頭痛」といいます。

実は慢性頭痛も、首の凝りと関係している場合が多いのです。

第2章でも説明したとおり、夜中の食いしばりを長年続けていると、頸椎が歪んできます。

特に歪みやすい場所は、頸椎の1番、2番です。ここは、ただでさえ頭部の重さが

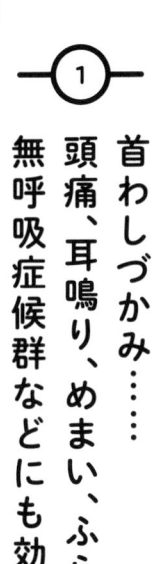

集中する上に、食いしばりによる負担も加わるため、ずれやすいのです。

頸椎の1番、2番が歪むと、頭を支える首の筋肉である胸鎖乳突筋に凝りが生じてきます。すると、胸鎖乳突筋の内側を通る内頸静脈が圧迫され血流が悪くなります。脳へ流れ込んだ血液の多くは、この内頸静脈の血管を通って心臓に戻るため、内頸静脈がブロックされると、脳内部の血管内圧が上がり、血管は膨れ上がり、血液が心臓から脳へ上がってくるたびにズキンズキンと拍動性の強い頭痛が引き起こされるのです。この頭痛は「緊張型頭痛」とも呼ばれています。

また、脳への血流が悪くなると脳が酸欠になり、活性酸素がたまるようになります。これもまた頭痛の原因となります。

首のわしづかみをして内頸静脈のつまりをとると、脳血管の内圧が下がり頭痛が改善します。

〈耳鳴り、めまい、ふらつき〉

年齢とともに、耳鳴りに悩まされる人が増えてきます。

実は耳鳴りの多くは、顎関節症と関係があります。

奥歯を失って、噛み合わせが悪くなっている人は、あごの関節や筋肉が疲労しています。すると顎関節部分の血流やリンパの流れが悪くなります。すると耳の中にある三半規管を流れるリンパ液や内耳の血行不良などが起こり、耳鳴りを引き起こすのです。

顎関節症が原因の耳鳴りは、首をわしづかみすることによって、顎関節部分の血行やリンパの流れがよくなるため、症状が軽減します。同時にめまい、ふらつきといった症状も改善しやすくなります。

〈睡眠時無呼吸症候群〉

「睡眠時無呼吸症候群」とは、睡眠時に呼吸が止まる病気のことをいいます。主な症状として、日中の強い眠気や倦怠感、集中力の低下などがあり、社会的にも大きな問題になりつつあります。特に、居眠り運転の事故率は、この病気にかかっていない人の約7倍というデータもあるのです。

睡眠時無呼吸症候群にかかっている人の多くは、頭が反り返った姿勢で寝ています。あごが上がると舌が沈下して気道をふさぐので、いびきをかいたり、息ができなくて無呼吸になったりしているのです。

いびきを止めるのは、簡単です。第3章で説明したとおり、あごを少し引いた姿勢で眠ればよいのです。この姿勢なら自然と口が閉じて鼻呼吸になりますので、いびきのかきようがありません。気道が確保できるため、睡眠時無呼吸症候群にもならないはずです。

「睡眠時無呼吸症候群」と診断されれば、すぐに「CPAPをつけましょう」という話になりますが、その前に首のわしづかみで首の凝りをとり、枕で調節してあごを引いた姿勢で寝るようにすれば、症状が軽減していくはずです。

加えて、マーテルマウスピースをつけて寝ることで食いしばりがなくなり、頭の反り返りを防止し、いびきが軽減します。宮城歯科クリニックでいびきを改善することでCPAPが外れた方は7割以上になります。

ポイント

頭痛、耳鳴り、めまい、ふらつき、睡眠時無呼吸症候群には首のわしづかみを。

2

舌みがき……肺炎予防の救世主

「肺炎」とは、細菌やウイルスなどの病原微生物が肺に入り、炎症を起こす病気です。長らく「がん」「心臓病」「脳卒中」が日本人の3大死因といわれてきました。しかし、近年になって脳卒中の代わりに第3位となったのが肺炎です。特に高齢者に限って見ると、死因の第1位になっています。

この肺炎の予防に、絶大な効果があるのが「舌みがき」です。

舌をみがくことによって、肺炎やインフルエンザなどの呼吸器疾患、胃がん、大腸がんまでも予防できる可能性が高いのです。

なぜこんなことをいえるのかというと、私が舌みがきと病気に関するデータを20年以上も取り続けているからです。

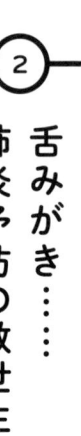

クリニックで患者さんの舌をチェックすると、たくさんのばい菌が見つかります。ピロリ菌、大腸菌、虫歯菌、カンジダ菌、中でも特に多いのが肺炎菌です。肺炎菌が体内（肺）に侵入することを阻止するために、舌をみがくのです。

また、東京医科歯科大学の研究によると、口腔ケアをした高齢者は、しない高齢者に比べてインフルエンザの発症率が1／10だったとしています。

介護施設の高齢者を対象に、口内ケアを実施した98人と、実施しない92人のインフルエンザ発症を調査したところ、後者の発症が9人だったのに対し、前者の発症は1人だったそうです。

口やのどに存在する細菌は、ウイルス感染を助長するプロテアーゼやノイラミニダーゼといった酵素を産生することで知られています。口内ケアで、これらの酵素を産生する細菌を減らすことができると考えられるのです。

舌みがきのやり方は簡単です。

朝、昼、晩と、ご飯を食べた後に10秒ほど舌の奥までブラッシングすればＯＫ。普通の歯ブラシだとあまり落ちないので、毛先の細い柔らかい歯ブラシがおすすめです。

舌みがき専用の舌ブラシもありますから、それを使ってもよいでしょう。

塩水で口をすすぐと、なお効果的です。口の中のばい菌は塩分に弱いからです。舌をみがくと、ほとんどの口臭も消えます。口臭の原因の多くは、舌の上のばい菌によるものです。

以前、97歳になる私の父が、肺炎で入院しました。舌を診てみると、案の定、汚れています。

「ちゃんと舌をみがかないといけないよ」と言うと、父は「たまにやっているよ」と一言。

それではダメなのです。

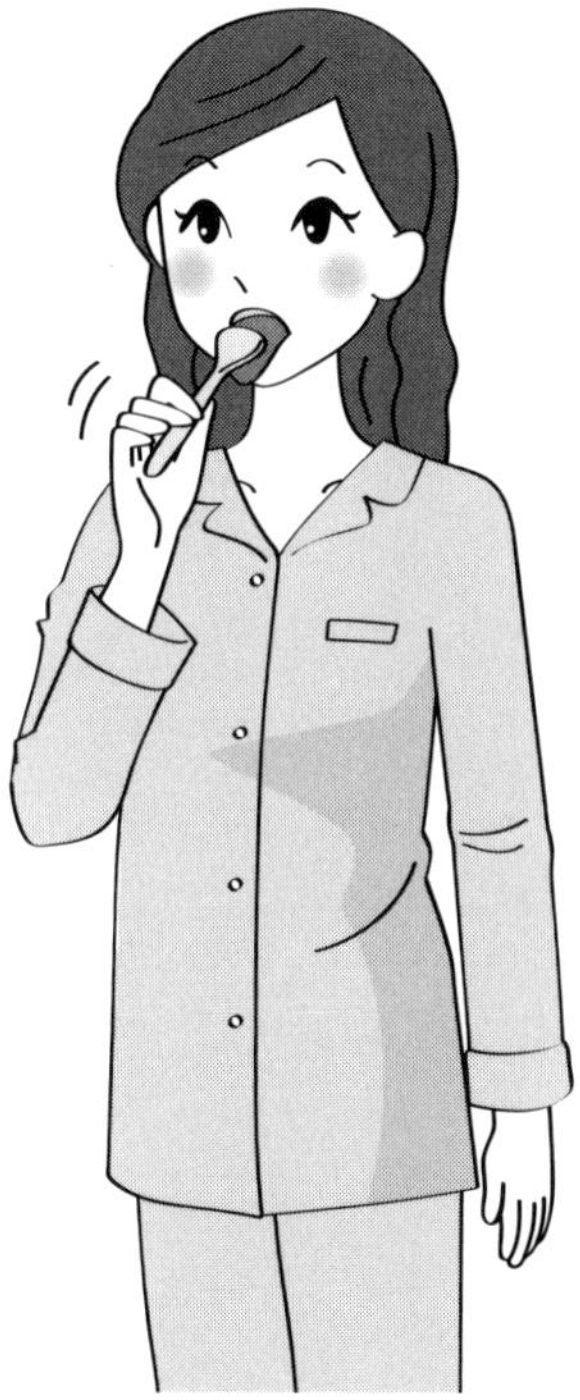

毎日、舌の奥まで5〜10秒舌をみがくだけで大きく健康に寄与します。

口の中のばい菌は、5時間で3倍に増えるので、毎日続けてみがかないと病気を予防する効果がありません。

父にせっせと舌をみがかせたら、1週間で退院してきました。今でも元気ですよ。

高齢者が肺炎にかかっても、舌をみがく習慣があればちゃんと生還できるのです。


私が舌みがきの重要性に気づいたのは、自分がぜん息だったからです。

子どものころからぜん息に悩まされていた私は、試行錯誤しながら体質改善をし、克服したつもりでいました。しかし、その後、発作が再発してしまったのです。

「できることはすべてやったのに、なぜだろう……」

思い当たったのは、肺炎菌の温床である舌をみがいていないことでした。

今では、呼吸器疾患の予防だけでなく、胃がん、大腸がんの予防のためにも、毎日舌をみがいています。統計的に、消化器系の病気になった方のほとんどが舌みがきをされていなかったのです。

舌みがきは、私なりの健康法ですが、効果は絶大です。だから、息子と娘にたった

1つ遺言するとしたら、これにしようと決めています。
「毎日、舌だけはみがきなさい！」

ポイント

舌みがきには呼吸器疾患、胃がん、大腸がんも予防できる可能性あり。

③

お腹温め……「水」の循環をよくして認知症予防&免疫力アップ

認知症の患者さんを診ていて気がついたのは、お腹や手足が冷えている人が多かったことです。

特にお腹が冷えている人は要注意です。

もともと腹腔には30～50 mlの「腹水」という水があり、内臓は腹水に浮かんで外からの衝撃に守られています。

どこかで似たような話がありませんでしたか？　そうです、脳と脳脊髄液も同じ関係でしたね。

そして、腹水と、脳室で作られる脳脊髄液は、同じ水として体の中を循環しています。

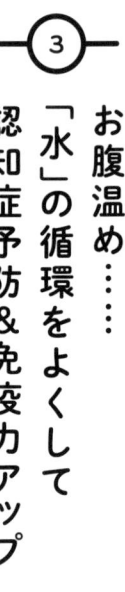

つまり、**お腹が冷えて腹水の循環が悪くなっていたら、脳脊髄液の循環も悪くなります。その結果、不眠症になり、認知症につながりやすくなると考えられます。**

ですから、お腹を温めて腹水の流れをよくしておくことはとても大切です。

お腹を温めることのメリットは、ほかにもあります。

お腹の中には、胃、腸、腎臓といった大切な臓器があり、温められることによって機能を維持できるのです。

特に、胃液の分泌がよくなりますから、食欲がアップします。食事から必要な栄養をしっかり補えるので、免疫力が高まり、病気をしにくくなります。

私の患者さんには、以前食欲不振だったのに、お腹を温め始めてからは、「今では何でも食べられます」と言う人が多いですよ。

また、お腹の中にある副腎という臓器が活発に働くので、ホルモンの分泌がよくなります。副腎からはアドレナリン、ノルアドレナリン、コルチゾールといった疲労に関わるホルモンが分泌されているので、疲れにくくなるのです。

もしお腹が冷えて副腎の機能が低下すると、代わりに甲状腺が働くようになります。その状態が続くと今度は甲状腺の機能が低下し、全身の細胞もうまく働かなくなって、疲れやすい、だるいといった症状が現れてしまいます。女性の場合は、更年期の症状として現れることもあります。

内臓が冷えて機能低下を起こしますから、腹水が冷えたら病気になるといっても過言ではありません。健康長寿の人は、みなさん体温が高いです。そして食欲がありま す。

1日に2回、湯たんぽでお腹を温めて認知症と病気を予防してください。

お腹を温める方法は、腹巻、湯たんぽ、カイロなど、どれでもかまいません。やりやすいものを選んでください。

私は、お腹がしっかり温まることから、湯たんぽをおすすめしています。

湯たんぽを使う目安は、1日に20〜30分を2回。昼間に1回、夜1回お腹を温めて寝る、というのがオーソドックスなやり方です。

湯たんぽを使うのは、冬限定ではありません。60歳を超えたら、夏でも、年中無休でやってください。

ちなみに「頭寒足熱」といわれますが、私は大人も子どもも「体で冷やしてよいところはない」というスタンスです。

特に高齢者の場合は、頭が冷えると脳への血流が悪くなり、認知症のリスクが上がると考えています。

首の凝りがある人も、ただでさえ循環が悪くなっているのですから、頭が冷えることにメリットはないはずです。

首ほぐしをすることはもちろん、冬、寒いときに外出する際は、帽子をかぶって頭をガードするとよいでしょう。

沖縄には「海水温熱セラピー」といって、沖縄近海のきれいな海水を使って蒸しタオルを作り、体に当てることで免疫力をアップさせるという素晴らしい温熱セラピーがあります。頭部から足のつま先まで温まるので、認知症予防として患者さんにおすすめしております。現在では、全国にも支店があります。

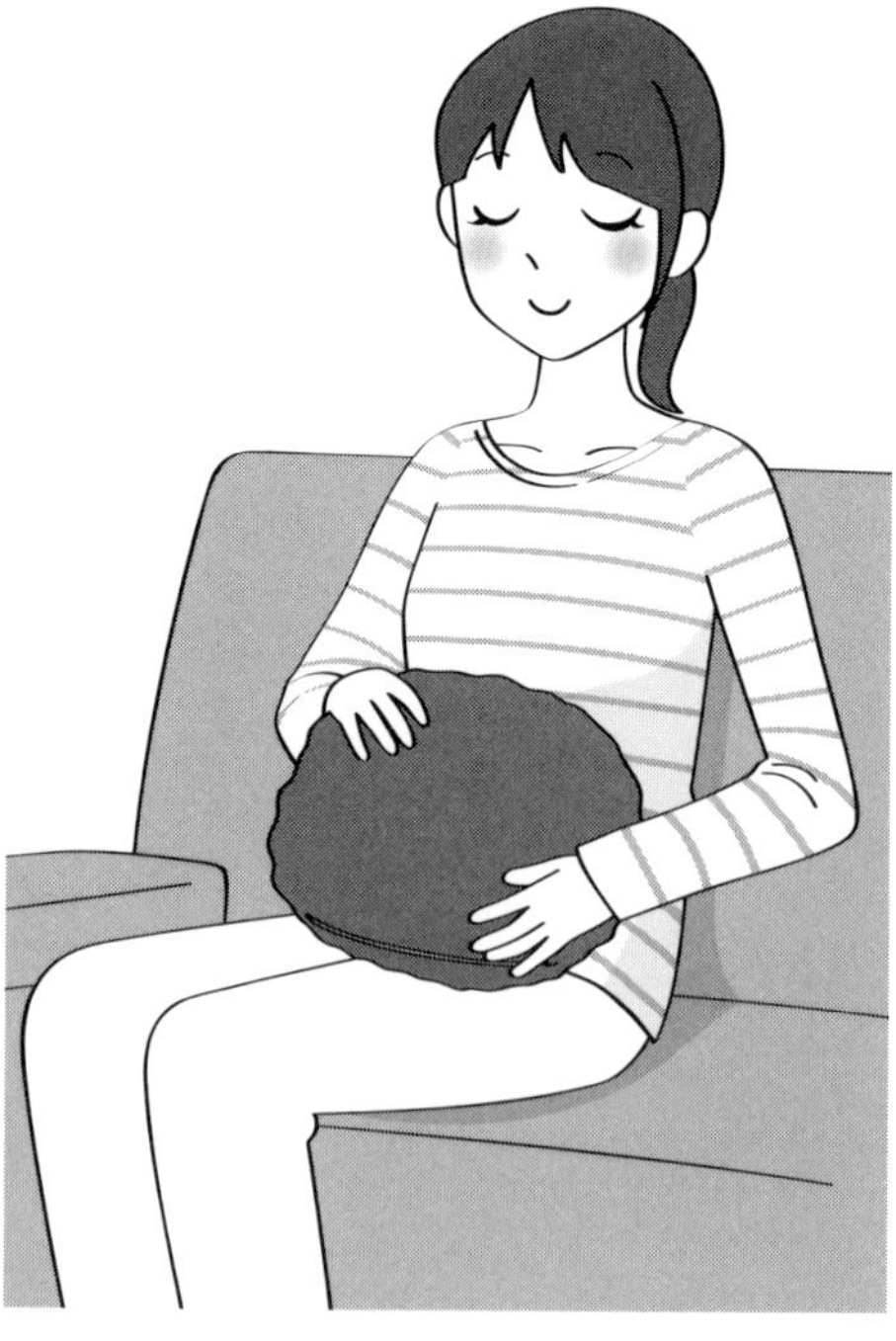

湯たんぽは“年中無休„で。

ポイント

お腹を温めると脳脊髄液の循環が改善し、不眠症や食欲不振が解消される。
副腎が活発化し、疲れにくい体になる。
海水温熱セラピーは認知症予防におすすめ。

④

ふくらはぎ揉み……アキレス腱も一緒に揉んで、転倒予防

次の原則は、ふくらはぎ揉みです。

これは転倒予防が目的です。転倒によって大腿骨を骨折すると、寝たきりとなり、認知症に進むことが多いといわれているからです。

また、骨折すると血栓が多くできます。なぜなら、骨折と同時に血管も破れるため、血をふさぐために血栓が作られるのです。その血栓が、心臓や脳の血管をつまらせると、心筋梗塞、脳梗塞を起こします。

こうしたことから、高齢者は絶対に転んではいけません。

高齢者が転びやすいのは、歩き方の問題です。

若いころは、足首がよく動いてかかとから着地し、つま先で地面を蹴って歩いていますが、歳をとるにつれふくらはぎやアキレス腱が硬くなり、足裏全体を着地させてペタペタと歩くようになります。

このような歩き方は、足が十分に上がらないのでわずかな段差でもつまずきやすく、骨折する危険性があります。

「転倒予防」というと、家をバリアフリーにリフォームしなければ！　と思いがちですが、その前にやるべきことがあります。それがふくらはぎ揉みです。

揉み方は特にありませんが、必ずセットでアキレス腱も揉みほぐすようにしてください。

痛気持ちいいくらいの強さで、ふくらはぎとアキレス腱をまんべんなく揉みほぐすと、非常に足首が柔らかくなり、ちょっとつまずいたくらいでは転ばなくなります。

さらに全身の血行や脳脊髄液の循環もよくなりますから、ダブルで認知症予防にもつながります。

私がサプリメント屋さんだったら、靭帯や膝によいとされるグルコサミン、コンドロイチンを売るときは、「まずふくらはぎをほぐしてから飲んでくださいね」と言います。腰痛、膝痛の人は、ほとんどがふくらはぎとアキレス腱の凝りが原因だからです。

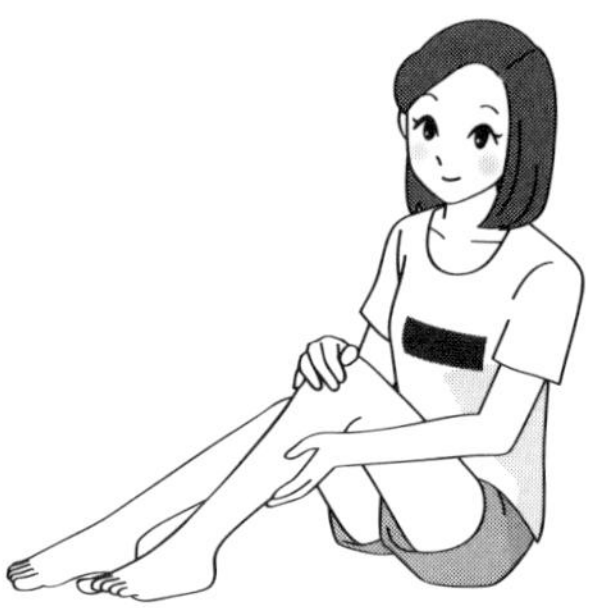

アキレス腱とふくらはぎは日ごろから揉みほぐしましょう。

ポイント

ふくらはぎとアキレス腱の揉みほぐしには転倒予防と認知症予防のダブルの予防効果がある。

5 運動……毎日20分程度のウォーキングで十分

健康情報番組や、健康本などでは「あれがダメ、これがダメ」と言っていますよね。この本でも、避けるべき食品について書いてきました。

しかし、運動している人は、そんなに目くじら立てなくてもいいですよと、最後にお伝えしておきましょう。

多くの場合、運動の重要性は、消費カロリーとともに語られています。でも私は、脳のメカニズムから説明したいと思います。

「軽いジョギングやウォーキングをした後、意外にも食べる量が減った」という経験はありませんか？　運動した後なのでエネルギーが不足しているのだから、たくさん食べたくなるはずなのに、なぜ減るのか不思議ですよね。

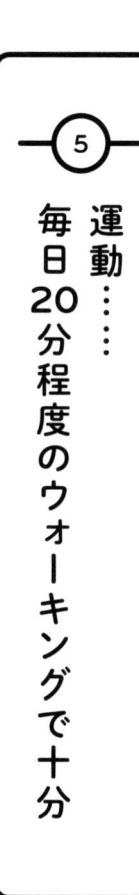

それは、**運動すると脳に行く血液の量が増えるからです。つまり、酸素も栄養素も潤沢に脳に供給されるので、脳は満たされた状態になり、「もう食べなくていいよ」と指令を出すのです。**

一方、運動していない人は、血流が悪くなっているので、脳に十分な酸素と栄養素が届きません。そのため脳は「お腹が空いたから何か食べて」と指令を出します。たいていの場合は、油ものが食べたくなります。なぜかというと、脳が疲労しているからです。

この場合、ココナッツオイルといった「よい油」を摂ればいいのですが、「悪い油」が含まれている揚げものやファストフード、スナック菓子など簡単に食べられるものに手を出してしまいがちです。あるいは無性にアイスクリームが食べたくなる人もいます。自分は甘党だからアイスクリームが食べたくなるのだと思いきや、実は油不足のせいのこともあるのです。

こうして「悪い油」を摂った結果、脳脊髄液が酸性に傾いたり、動脈硬化になったりして、認知症のリスクを高めてしまいます。

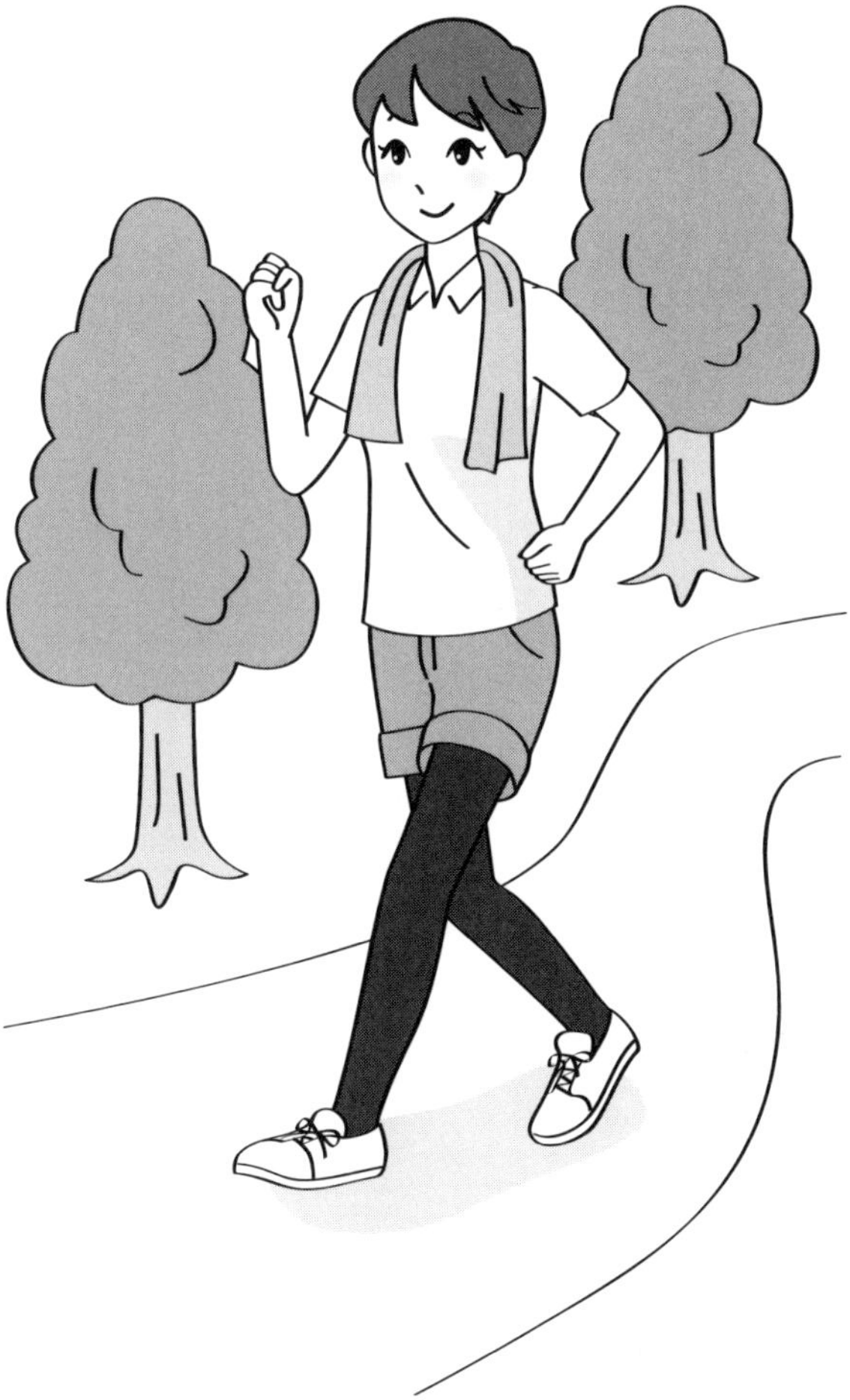

運動は脳へ行く血液量を増やします。

意識してよい油を摂り、さらに青汁を摂ると、油分とビタミン、ミネラルが脳に補給され、スナック菓子やインスタント麺を食べたい衝動が抑えられます。

本来であれば、高校生から25歳くらいまでの間に、しっかりと運動をしておくのが理想です。体の末端まで届く毛細血管が作られるからです。だから私は「若いうちの運動は買ってでもしろ」と言っています。

しかし、今からでも遅くありません。**毎日10〜20分、ウォーキングやジョギングをするだけで、脳の血管は伸びやすくなり、結果的に脳細胞の隅々まで血液が届くことになり、認知症予防につながります。**外で運動ができない場合は、若い人はエア縄飛び、高齢者は立って足踏みを10分以上行うようにしましょう。

高齢になってウォーキングやジョギングが難しくなったら、湯船に入ったり、全身マッサージや温熱セラピーを受けたりして、全身の血流をよくすることを考えましょう。

なお、運動前、入浴前には、首をわしづかみしてほぐしておくことを忘れないでください。

ポイント

１．毎日、首をわしづかみにする、２．舌をみがく、３．お腹を温める、４．ふくらはぎとアキレス腱を揉む、５．毎日20分程度歩く。
たったこれだけの５原則が、高齢者が健康で長生きするための秘訣。
充実した人生を送るため、ぜひ毎日の習慣にすること。

ケース 9

私はCPAPが外れ、夫も安眠できるように

T・Oさん［68歳 沖縄県 女性］

症状

肩凝り
無呼吸症候群
いびき

2014年、私のいびきを心配した夫から「一度病院で診てもらったほうがいい」とすすめられ、検査したところ、「睡眠時無呼吸症候群なので、CPAPが必要ですよ」と言われました。その年の3月からCPAPの使用を開始しました。

その後、新聞やラジオで宮城先生のことを知り、2016年2月、通うことにしました。

首ほぐしを中心とした治療を受け、寝るときはマーテルマウスピースも使いました。

その年の8月、睡眠時無呼吸症候群の再検査を受けたところ、「CPAPをしなくてもよい」ということになりました。

私はＣＰＡＰが外れて熟睡できるようになったし、身軽に旅行に行けるようになって、嬉しいです。夫も私のいびきがだいぶん少なくなって安眠できるようになったと喜んでいます。

現在も月に1回通院し、首ほぐしをしてもらっています。

いびきは治療できることを、多くの人に知っていただきたいです。

まーてる先生コメント

歯の噛み合わせの不具合や奥歯がない方は、夜間、食いしばりであごの関節疲労や凝りが生じます。これが顎関節症です。あごの凝りがひどくなるとともに、首の凝りもひどくなります。頭の反り返り、いびき、そして睡眠時無呼吸症候群につながります。

噛み合わせを治し、首わしづかみをすることで、頭の反り返りがなくなり、いびきが止まります。結果的に無呼吸症候群のＣＰＡＰが外れるのです。

ケース《ケース》 10

首わしづかみの後は血圧も安定

N・Hさん［76歳 沖縄県 男性］

症状
めまい　ふらつき
耳鳴り　不眠
肩凝り
頭が重たい
吐き気　動悸
いびき

1年くらい前、熱中症になり、娘に連れていってもらったのをきっかけに、宮城歯科クリニックに通うようになりました。首ほぐしをしてもらい、マーテルマウスピースも使っています。

血圧が高く、通院中で薬も飲んでいます。宮城先生に首ほぐしをしてもらった翌日は、血圧が安定するようになりました。

これからも定期的に通いたいと思います。

まーてる先生コメント

血圧が高い方の中には、首わしづかみをすることで、心臓の負担が軽減し、血圧が下がる方も多いのです。

おわりに

「助かりました！　まーてる先生のおかげです。本当にありがとうございます！　まーてる先生と出会えて人生が変わりました」

これは、それまでのつらかった原因不明の病気を遂に克服されたときに、患者さんたちが口にされた言葉です。

みなさん、涙、涙、涙です。

病気の原因がわかったと喜び、クリニックにお花を送ってこられる方、めまいが治り、念願の旅行に10年ぶりにやっと行けたからとお土産をお持ちくださる方、10年続いた頭痛が治り、台所で料理することができたので、サーターアンダギー（沖縄の伝統的なお菓子）を作ったからと私やスタッフにプレゼントされる方々……。

みなさん、「なぜ、私だけこんなつらい思いをしなければならないの？　これからもこのつらさを抱えて生きなくてはならないなら、死んだほうがまし」と、思い煩って生きてこられた方々ばかりです。

現代医学の盲点である「首」をわしづかみすることによって、内頸静脈という脳と心臓をつなぐ最重要血管の圧迫を解消し、脳脊髄液の開放をすることで、頭痛、めまい、ふらつき、不眠、疲労感、物忘れ、動悸などが改善されていくのです。

毎日、首わしづかみをされている方は、いずれご自身の身体の変化に気づくことでしょう。少なくとも、将来罹るかもしれない脳梗塞、心不全や認知症の予防につながるはずです。

私自身、2度も死を意識せざるをえないような大病（膵炎と喘息発作）を経験しています。この経験から強く思ったことは、「みなさんには、この死ぬようなつらい思いを味わわせたくない」ということでした。

たとえば、海で2度溺れて死にそうになった経験がある方なら、これから海で泳ぐ方にこうアドバイスをするはずです。

「必ずライフジャケットをつけて泳ぎなさい！」

と。

人生という大海において、首のケア、つまり、首わしづかみを知らずに生きることは、ライフジャケットを着けずに泳ぐのと同じことなのです。

首わしづかみをすることが、病気を未然に防ぐ一つの礎になるはずです。


本書を通じ、多くの方々に私の今までの経験や思いを伝える機会を与えていただいた（株）ノヴェル 小原秀紀社長を始め、出版関係各位のみなさまに深く感謝申し上げます。そして、妻・滉旺莉《かおり》の支えのおかげで今日に至ることができました。

最後までお読みいただき、誠にありがとうございました。今後も今生の私の使命として、ますます研鑽を積み重ね、みなさまの健康に貢献できるよう、発信し続けてまいります！

みなさまが今後ますます健康で幸せな人生を歩まれますことを祈念申し上げます。

2018年7月

医療法人てぃーだ（太陽の意）理事長
宮城歯科クリニック院長　宮城旺照

〔参考文献〕

『日経サイエンス』２０１６年7月号

M．ネーデルガード、S．A．ゴールドマン「脳から老廃物を排出　グリンパティック系」

厚生労働省「日本人の食事摂取基準」（２０１０年版）（２０１５年版）

文部科学省「食品成分データベース」（https://fooddb.mext.go.jp/）

「塩百科」（http://www.shiojigyo.com/siohyakka/）

「Ｊ-オイルミルズ」（http://www.j-oil.com/）

「水大事典」（https://www.suntory.co.jp/eco/teigen/jiten/）

「公益社団法人アルコール健康医学協会」（http://www.arukenkyo.or.jp/）

宮城旺照『おきなわ健康大学　目からウロコの健康講座』

Drake R, Vogl AW, Mitchell AWM, et al: Gray's Atlas of Anatomy. Philadelphia, Churchill Livingstone/Elsevier, 2008,

取材・構成／有留もと子
撮影／中原希実子
編集協力／山本時嗣
装丁・本文デザイン／小口翔平＋喜來詩織＋永井里実（tobufune）
イラスト／イラスト工房
本文DTP・図版制作／株式会社Sun Fuerza

宮城旺照（みやぎ　まさてる）

医療法人てぃーだ　宮城歯科クリニック院長

1962年生まれ。沖縄県那覇市出身。

親族に歯科関係者が多く、父のすすめもあって歯科医を目指す。

1988年新潟大学歯学部卒業。今帰仁村立歯科診療所勤務を経て、1992年9月、那覇市の沖縄尚学高校となりに宮城歯科クリニックを開院。開院後、持病のぜん息とアトピーに悩まされるいっぽう、膵炎も患うなど死を意識するような大病を2度経験したことから、体質改善に取り組み、ぜん息・アトピーを克服する。この経験から、人間は体質を改善することで病を克服できると確信するとともに、もとの健康な身体に戻すことが医療の本質であることに改めて気づかされる。以来、歯科診療に携わるかたわら、栄養・サプリメント指導、噛み合わせに起因する首の不調、頭痛、めまいなど、口腔内の疾患だけにとどまらず、全身の状態も把握しながら診療を行う統合医療を提供し続けている。2006年には統合医療研究会ドクターズコースを立ち上げ、多数の医師、歯科医師、薬剤師、理学療法士に統合医療を教えている。2018年4月より金沢大学医学部大学院先進予防医学研究科医学博士課程に在籍。

FMレキオ80.6MHz　毎週日曜日14〜15時「まーてる先生の目からウロコ『おきなわ健康大学』」でパーソナリティを務める。インターネットでも配信中。

著書に『おきなわ健康大学』シリーズがある。

YouTube『まーてるちゃんねる♪』は、登録者数3万人を突破！（2021年6月）

宮城歯科クリニックHP　http://www.ma-teru.com/

1日《にち》1分《ぷん》「首《くび》わしづかみ」で脳脊髄液《のうせきずいえき》を流《なが》しなさい

2018年 8 月30日　初版第1刷発行
2022年 5 月30日　　　第7刷発行

著　者　宮城《みやぎ》旺照《まさてる》

発行者　田邉浩司
発行所　株式会社 光文社
〒112-8011 東京都文京区音羽1-16-6
電話　編集部 03-5395-8172
書籍販売部 03-5395-8116
業務部 03-5395-8125
メール　non@kobunsha.com
落丁本・乱丁本は業務部へご連絡くだされば、
お取り替えいたします。

組　版　萩原印刷
印刷所　萩原印刷
製本所　ナショナル製本

ISBN 978-4-334-95042-2